うつに負けない前向きごはん

腸からメンタルを
改善する栄養メソッド

内科医
工藤孝文

方丈社

あなたの心の不調は
腸が原因かもしれません。

頭（脳）

・精神安定、幸福感
・ストレス抑制
・安定した睡眠

happy
腸
“幸せホルモン”
のセロトニンは
ほとんど
腸内で生産される

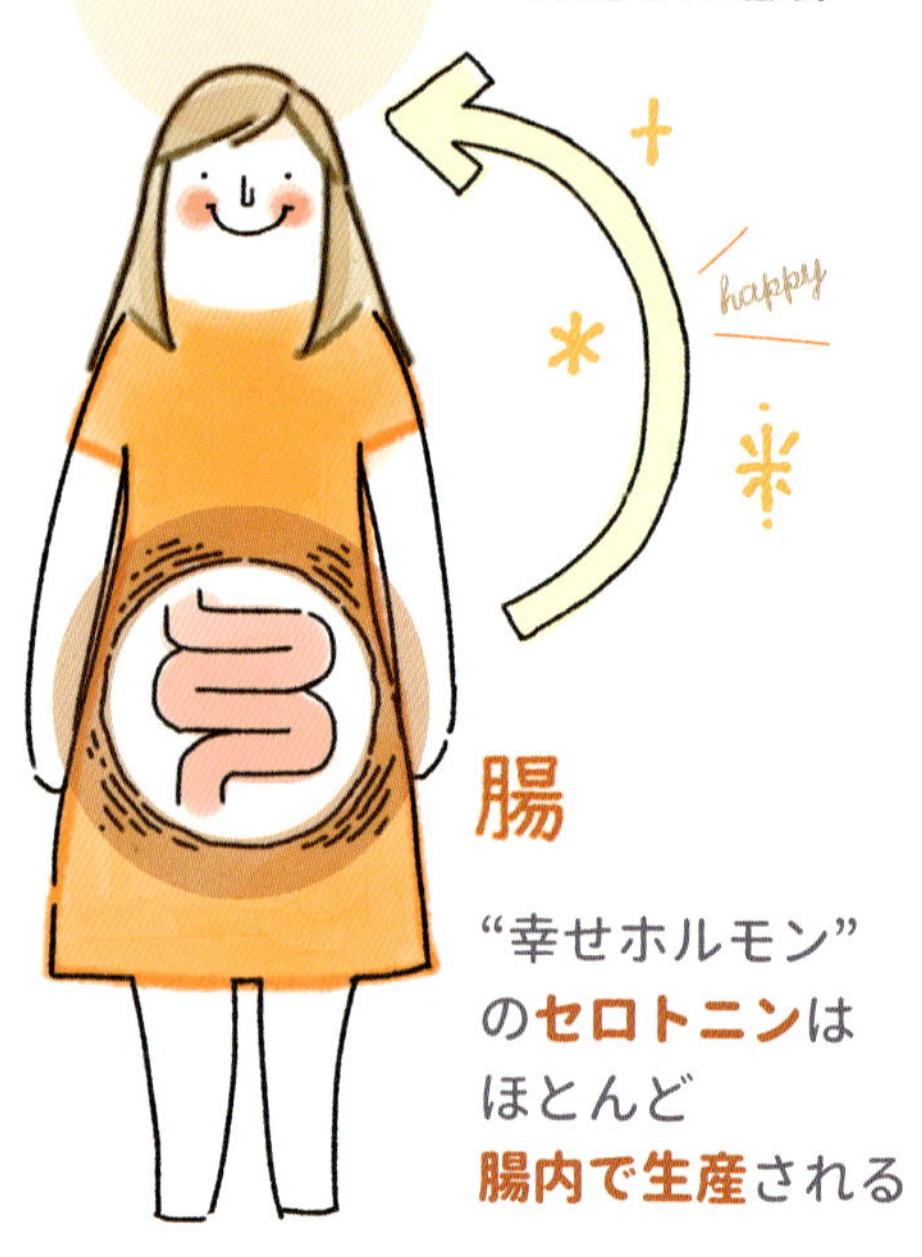

腸内環境✕…セロトニン減少→不安、イライラ、落ち込みがち

腸内環境○…セロトニン増加→晴れやか、幸福感

そこで前向きごはん！

①緑茶

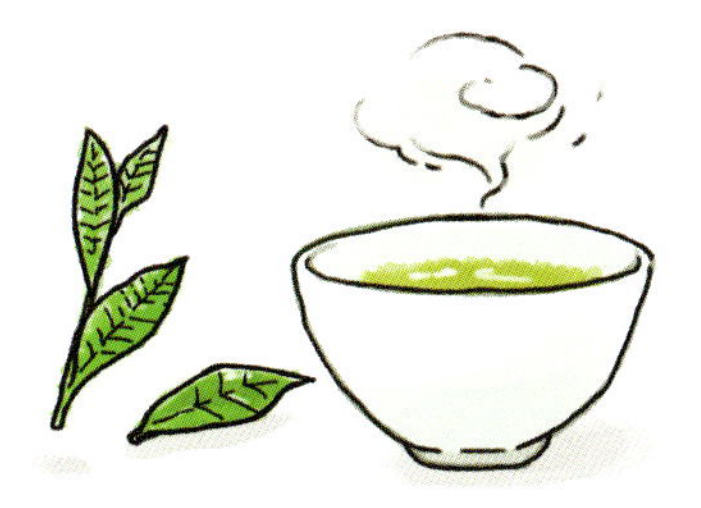

腸内環境を良くする
（セロトニン増加）

②肉

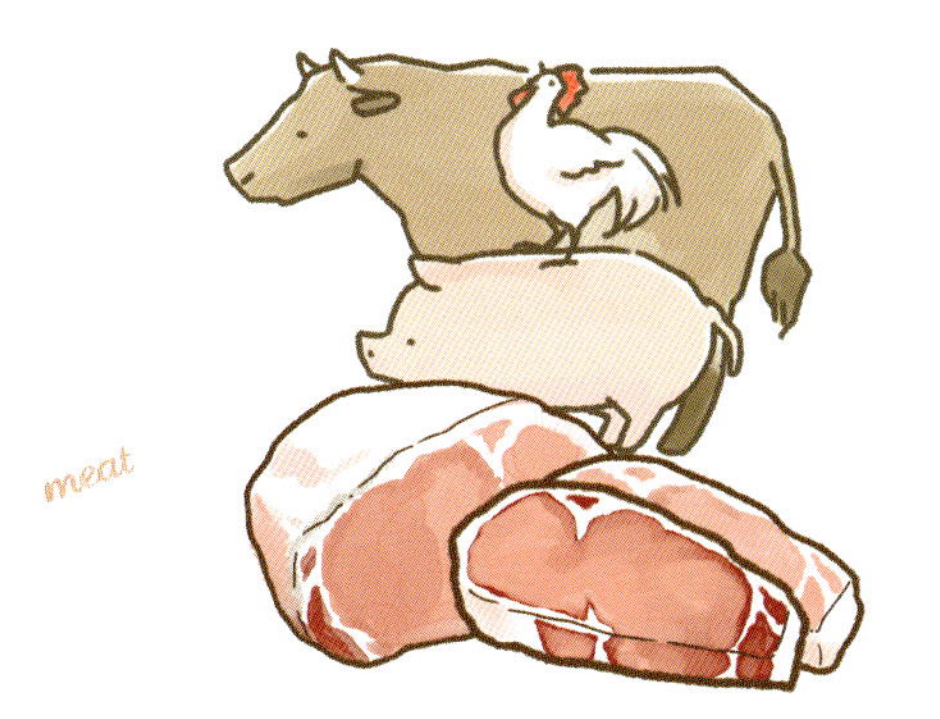

セロトニンなどをつくる
タンパク質摂取

前向きごはん　その①
緑茶を飲もう！

毎日１リットル以上、飲む

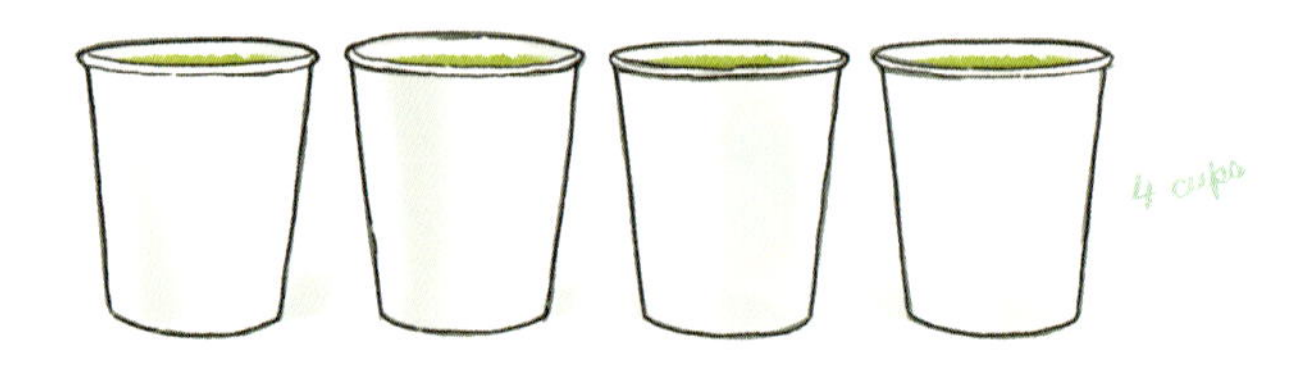

250ml、**4杯**以上

OR

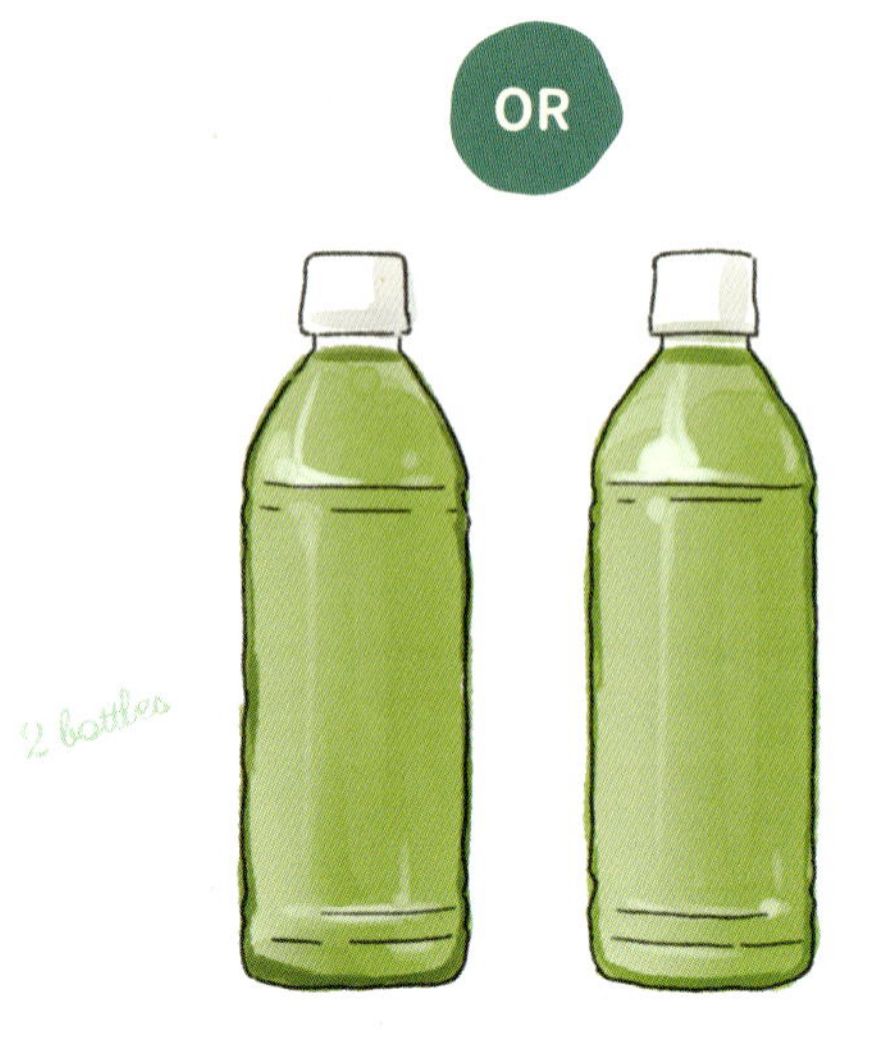

ペットボトル（500ml）、**2本**以上

ポイント

- 飲むタイミングは食前がベスト
（ただし、食事中、食後でも OK）
- 緑茶は 1 リットル以上、飲み過ぎくらいでちょうどいい
- 緑茶は、急須に入れたもの、ティーバッグ、粉末インスタント、ペットボトル、いずれでも OK

緑茶の効能

- ✓ 腸を整え、不安・悩みをやわらげる
- ✓ 疲労軽減、抗うつ効果
- ✓ カテキンによるダイエット効果も
- ✓ 緑茶のビタミン C で美容効果も

…etc.

前向きごはん　その②
肉を食べよう！

毎日、動物性タンパク質をしっかり摂取する

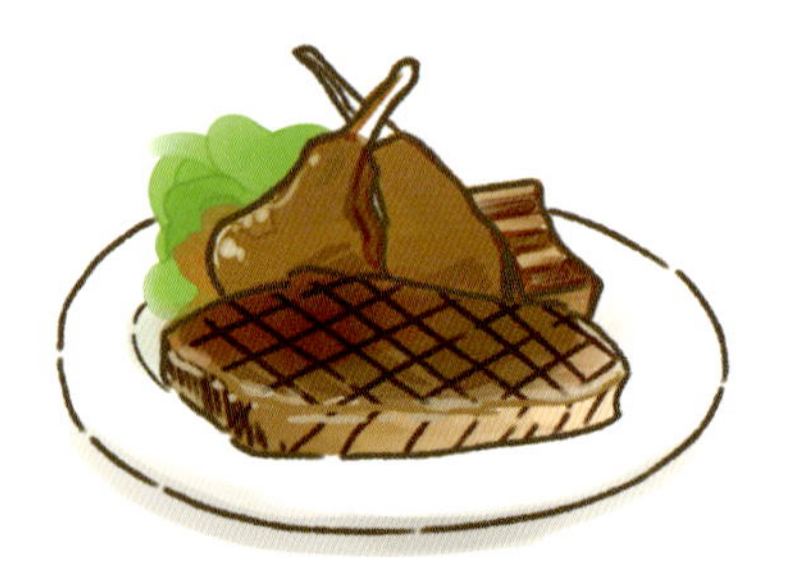

目安として、牛肉なら男性は1日300g、
女性は1日200g摂る

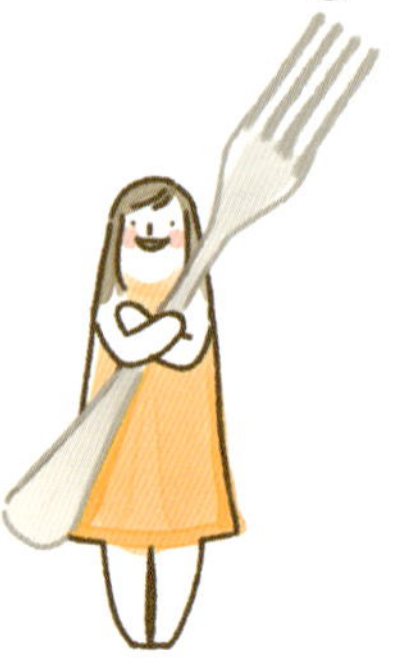

特に女性は「肉重視」！

女性は鉄分も不足しがちになるので、
牛肉や豚肉などの赤身肉を意識して摂る

ポイント

毎日「ミートファースト」で！

- 「肉（タンパク質）→野菜（食物繊維）→白米（炭水化物）」の順番で食べる
- メインの料理が魚や卵、豆腐などでも、**タンパク質を先に食べればOK**
- **炭水化物**は「カーボラスト」、**必ず最後**に（急激に血糖値を上げない、ドカ食い防止）
- 「ミートファースト」だけで体重が減ったり、心が前向きになったりするケースも

肉の効能

- ✓ セロトニンなどをつくるタンパク質を効果的に摂る
- ✓ 植物性タンパク質（大豆など）よりもタンパク質を多く摂れる
- ✓ 女性の鉄不足（メンタルにも悪影響）も改善

薬の依存や
偏った食事
（炭水化物中心など）

から

毎日の食習慣を
「緑茶」と
「肉」へ

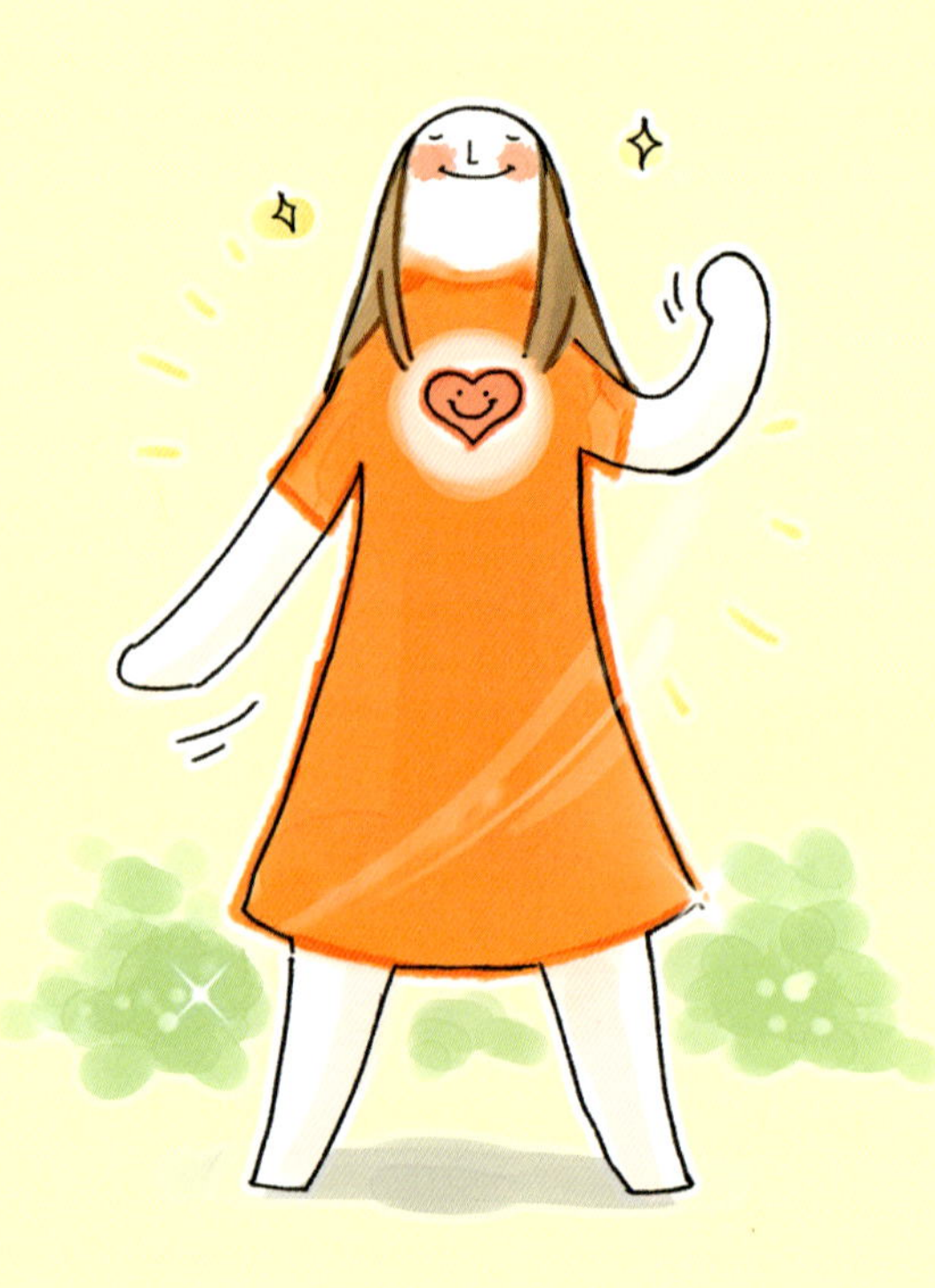

腸が整い、心が軽くなる！
前向きになる！

はじめに

私は福岡県にある内科クリニックで、診療をしています。

一般的な内科の外来だけでなく、ダイエット外来や漢方外来も開設しているということもあって、県外からも多くの患者さんが来られます。とくに漢方外来には、1日約300人もの患者さんが受診されます。

その中には、いわゆる「ドクターショッピング」の果てに当院にたどり着いたという方も少なくありません。いくつかの病院を渡り歩いても診断がつかないため、最終的に当院を頼って来られる、というわけです。これまでとは違う治療法なら治るかもしれないという、切なる思いでご来院されます。

こうした患者さんの症状の多くは、自律神経の乱れからくる不安、うつ症状、原因不明のめまい、耳鳴りなどの不定愁訴を訴えられます。実際のところ、心療内科や精神科で診察するような症状にお悩みの方がとても多いのです。

また、一般の内科を受診される方の「お腹が痛い」「頭が痛い」「疲れやすい」「微熱がつづく」などの症状でも、その原因としてメンタルな面の不調が大きいこともあります。

そして、ダイエット外来を受診される方は、ご本人が自覚している、いないにかかわらず、原因のほとんどがメンタルの問題であることも私の実感として明らかになってきました。なぜ肥満という状態になってしまうのか、それは心の不調、特に依存症との関連が切っても切り離せないということがわかったのです。肥満の原因は「止めたいのに止められない」食べ物依存症という側面が大きいのです。このことも本書で詳しく説明していきます。

それ以外にも、原因不明の頭痛、肩こり、腰痛、腹痛、下痢、しびれなどの身体症状が出る前には、なんとなく調子が悪いとか、漠然とした不安、マイナス思考になってしまう、といった心の不調が根底にあります。その心の不調を見過ごしていたために悪化したというケースが多いと感じています。

そうです、これらのことからもわかるように、内科を受診される患者さんの多くが、身体的不調だけでなく、心の不調を抱えているのです。

「病は気から」とは申しますが、大切なのは心の状態、何よりメンタルが安定していることなのです。身体の不調を改善するためには、まず心の不調を改善する必要があります。

そこで、うつ症状を振り払う「前向きごはん」の出番です。

本書で紹介するシンプルメソッド、「前向きごはん」に取り組んでいただければ、うつ症状が洗われて、心が軽くなるのです。

本書では皆さんが病院を受診する状態になる前に、今日からでも簡単にできることをお伝えします。

心を前向きにするために大切なのは「腸」へのアプローチです。腸は第二の脳ともいわれますが、それはある意味、第二の心、でもあるのです。

そのため本書では、まず第1章で、腸の環境を改善することの大切さを述べていきます。そのためにとても手軽にはじめられて、効果絶大の飲み物があります。それが「緑茶」です。世にはいろいろな新しい飲み物があふれていますが、日本人にとってなじみの深い緑茶には、とても素晴らしい効用があるのです。そのことを第2章で紹介します。

また、前向きな気持ちや、しっかりとした身体をつくるために欠かせないのが、「良質なタンパク質」を摂ることです。中でも大切なのは「肉」です。肉をたっぷり食べることの大切さを第3章でお伝えします。

そして、最後の第4章では、私自身が実践している、「前向きになれる習慣術」を披露いたします。「デブ医者」を脱してスリムになった私自身の経験や、かつて落ち込みがちだった私が前向きな心で人生を楽しんでいる秘訣を少しでもお役に立てていただき、読者の皆さんも楽しく前向きな人生を送っていただきたいという思いを込めて、綴らせていただきます。

心の不調が改善すると、霧が晴れたような感覚になり、前向きな人生を送ることができます。身体も心も軽くなって、やる気に満ちてくるのです。

本書で述べる「前向きごはん」は本当にシンプルで、誰でも簡単に取り組めるメソッドです。どうか本書の食事法を実践して、心をクレンジングしてください。

ご一緒に、人生を楽しみましょう。

うつに負けない　前向きごはん　目次

第2章

まずは毎日緑茶をたっぷり飲みなさい

――全身がほぐれ、みるみる不安が消える！

第3章 肉でポジティブになる！

――お腹から活力を取り戻す！ 強いメンタルをつくる食事術

第４章 毎日の行動ひとつで、抗うつ効果は倍増する

うつに負けない 前向きごはん

腸からメンタルを改善する栄養メソッド

第1章

心の安定は腸にあり

「平日の朝が憂うつ、特に月曜日……」

「だるくて何もやる気が起きない」

「イライラして物や人にあたってしまう」などなど、

病院に行くほどではない気がするけれど、

ため息が出てしまうような日々を

お過ごしではないでしょうか。

考え方を変えようとか、前向きになろうと、

頭の中だけをこねくり回しても、

なかなか気は晴れてくれません。心の安定は、

頭の中にある「脳」の話というよりも、

じつはお腹の中にある「腸」を

大事にしないといけないのです。

いったい、どういうことでしょうか。

うつ病患者は112万人！高ストレス社会

現代はストレス社会である、からはじまる話は聞き飽きるほどありますが、実際に厚生労働省による調査（２０１４年）では、うつ病、躁うつ病の患者数は約１１２万人とされています。約30年間で10倍以上に増えているということですから、その予備軍とみられる方々はさらに多いのではないでしょうか。日々「重い、しんどい」と思っているのは、あなただけではありません。

内科である私のクリニックにも、そんなうつ症状も含めた体調不良に悩む患者さんがたくさん受診されます。私は精神科医ではありませんが、患者さんの「後向きな心の状態」を改善しないことには、体調も良くならないと日々感じています。

ならば心の病院の方はどうでしょうか。心の不調を感じて、一般の精神科や心療内科を受診すると、その多くはうつ症状があると診断されるでしょう。すると、どんな治療が待っているのか。

現在のうつ病の治療は、薬物療法が中心です。うつ病には「脳の機能異常」がみられるとして、この異常な症状をなくして、うつ症状をなくしていくことを目指した治療が、多くの心の病院で行われています。

しかし、気がかりな面もあります。じつはいま、ご存知かと思いますが、精神薬の「多剤大量処方」が問題になっているからです。患者さんが訴えるそれぞれの症状に対して、それぞれ効果があるとされる薬を処方すると、必然的にその量が増えてしまうのです。

それに加えて、薬の副作用を止める薬も併せて飲むことになると、薬の相互作用が悪く働いて「フラフラする」など、調子を崩す人も少なくありません。また、「飲む薬が減ると不安が強くなる」といった、精神薬に対する依存症も問題視されています。

こうした精神薬の多剤大量処方を避けるため、厚生労働省でも2015年から処方の規制をはじめています。特に、抗不安薬や睡眠薬として使用されるベンゾジアゼピン系の薬に依存性があることから、長期間にわたって投与することは注意されるようになりました。

このような流れもあり、「精神薬の種類や量を見直したい」と考える患者さんも増えてはいますが、減薬に積極的に取り組む医師が増えているのかどうか、顕著な動きはないように思えます。

精神症状は脳の問題なのか

ではなぜ、こういうことが行われないのでしょうか。

多剤大量処方が問題視されながらも、なかなか減薬が実現できないという理由のひとつに、私は「うつは脳の問題」という考え方に縛られているのではないかと思っています。

簡単に説明しますと、精神疾患に用いられる薬の多くは、脳内の神経伝達物質にくっついていくことで、うつ気分の元になっている信号を止めたり、あるいは逆に幸せ気分の元になるものを強めたりすることで、作用を発揮するという仕組みになっています。それが精神科医療のスタンダードであり、内科医である私が異論を挟む余地はないでしょう。

しかし、まだ「心の病」とは断定できない、「心の不調」はどうでしょうか。

なんとなくだるい、前向きになれない、という状況でがんばっている方は、内科医である私からのご提案があります。

それは、「脳」のメカニズムだけに限定せず、「腸」の健康に目を向けていただきたい、ということです。

なぜなら私たちが思っている以上に、「腸と脳」もしくは「腸と心」は密接な関係があるからです。そのことは「腸‐脳相関」とも呼ばれていて、近年の注目される研究テーマともなっています。

腸と脳の「密接な」関係

「腸がそんなにメンタルと関係あるの?」と、思われる方もいるかもしれません。でも考えてもみてください。お腹と心はつながっている感じはしませんか。

緊張や不安などの心の状態が、お腹の状態に影響することは多いものです。大事な商談やプレゼンの直前になると緊張で下痢をしてしまう、お腹が痛くなってしまうということは、よくあることでしょう。

憂うつな思いにフタをして、通勤電車に乗っている人の中には、途中駅で降りるほどの下痢や腹痛に見舞われる人もいます。検査をしても一般的な胃腸の病気はみつからないことから、ストレスが主な原因であるとされており、こうした症状には「過敏性腸症候群（ＩＢＳ）」という名前がついています。

ストレスにまつわる心の動きを「腹」で表すことが多いのは、私たち人間は昔から腹に心があることを感じていたからでしょう。怒ることを「腹を立てる」といいますし、もっとひどくなると、「腸（はらわた）が煮えくり返る」となります。怒りやストレスは腸の動きと最も連動していることから、こんな言葉が生まれたのではないでしょうか。

本音を話すことを「腹を割って話す」といいますし、心にたくらみがあることを「腹に一物」や「腹案」というなど、私たちのお腹には心がいっぱい詰まっているようです。

腸と脳の関係が深いことは、最新の医学的な研究だけでなく、いにしえの時代から、私たちが知っていたことなのかもしれません。そういわれると「腑に落ち」ますよね？

腸内細菌が脳と会話をしている

近年、腸の研究はどんどん進んでいますが、新発見というよりも、私たち人間が以前から感じていたことを、あらためて医学的・科学的に証明していくという作業でもあるのでしょう。

腸と脳のつながりについて、さらに踏み込んでいきましょう。

先ほどの怒りと腸の関係にまつわることですが、腸内環境によって脳の感情が大きく左右されることは、やはり最新の研究でもわかってきています。怒りっぽい、イライラする、眠れない、不安感などのうつ症状、多くの不定愁訴は、腸の環境の良し悪しによって、引き起こされているのです。

では具体的に腸内環境とは、何を指しているのでしょうか。

それは、腸内に棲息している細菌の種類のバランスが、整っているかどうかということです。

人間の腸には１００種類以上、１００兆個以上もの細菌が棲息しています。この細菌たちの生きる環境が「腸」である、といういい方もできます。この腸内細菌は脳と常に会話をしているのです。そのコミュニケーションの方法は、ホルモンのように血流を伝わる方法もあれば、特定の分子が炎症シグナルとして脳と連絡を取る方法など、いくつかの伝わる経路があるとされています。これを体内インターネットに例える向きもあります。

いずれにしろ、コミュニケーションに重要なのは、それが健全に行われることです。コミュニケーションがかく乱されてしまうことで、身体に有害な反応が起きてしまうのです。

腸と脳のコミュニケーションが健全に行われるためには、腸内細菌が理想的なバランスを保つ必要があります。その理想バランスは、「善玉菌20％：悪玉菌10％：日和見菌70％」だとされています。悪玉菌も少量あることが理想的な環境であるというのは不思議ですが、外からいろいろな食べ物が供給される環境である以上、悪玉菌が棲むことは不可避であるのかもしれません。そもそも、人間も社会も、ダークな面もありつつ、均衡を保っていることが自然な姿であるとも考えられます。

いずれにしろ、悪玉菌を抱えつつ、善玉菌優位なバランスを保つことが大切なのです。そのバランスが崩れて悪玉菌が増えてしまうと、なんと日和見菌までもが悪玉菌に変身してしまい、悪玉菌優位な腸内環境になってしまいます。それはゆゆしき事態です。

セロトニンの90％は腸でつくられる

理想的な腸内環境であることが、なぜ心に影響を与えるのでしょうか？

先ほど、腸と脳がコミュニケーションを取っていると述べましたが、中でもセロトニンという「幸せ物質」の存在が大きく関係しています。

このセロトニンは幸せホルモンとも呼ばれ、幸せを感じるときに分泌される物質です。うつ状態や後ろ向きの気分に支配されている人は、このセロトニンが減少していることが考えられます。

セロトニンを増やすことが、前向きになる秘訣でもあるのです。

このセロトニン、脳内物質だと思われるかもしれませんが、じつは脳がつくり出すセロトニンはほんのわずかで、約2%だといわれています。最も多くのセロトニンは腸内でつくられており、その割合は約90%！　ほとんどが腸内で生産されているのです。

セロトニンを増やすのは「緑茶と肉」

ただし、たくさんのセロトニンがつくられるかどうかは、腸内の環境に左右されます。先ほど示したように、腸内細菌のバランスが良ければ、セロトニンはたくさん生産されます。腸内環境が悪ければ、残念ながらセロトニンの生産量が減少し、気持ちも落ち込みがちになってしまうのです。

ストレスと腸内環境を調べた動物実験によると、ストレスを感じているときは、腸内細菌の善玉菌が減ったということです。逆に、腸内環境が改善して善玉菌が増えると、ストレス反応が減ることもわかっています。

うつ病の人の腸内環境は、健康な人と比べると、腸内の善玉菌の割合が少ないということもわかっています。つまり、腸内環境が良いことが、うつになりにくいということがいえるのです。その根拠として、セロトニンは腸内環境が良いところで増える、ということがあると思います。

さて、このセロトニンの材料は良質のタンパク質です。

必須アミノ酸であるトリプトファンからつくられます。トリプトファンは「5-HTP」というセロトニンの前駆物質に合成されて脳内に運ばれ、脳内にたどり着いた5-HTPから、脳内のセロトニンが合成されます。

いうなれば「腸は脳で幸せを感じる物質の製造工場」という仕組みになっているのです。

その製造工場で働いてくれているのが、無数の腸内細菌。その細菌たちが優秀であること、つまり善玉菌が優位であることが求められます。

こうして、腸でつくられ、脳に運ばれたセロトニンが精神の安定、幸福感、安定した睡眠、ストレスの抑制などに貢献する、というメカニズムです。

つまり、腸内環境が充実して、腸内のセロトニンが充分に生産されてはじめて、脳内のセロトニンも多くなり、脳内で幸福感を得て、精神が安定する。

ところが、何らかのトラブルがあり脳内で、怒り、不安、恐怖、イライラ、不眠、などがあるとします。この脳内のストレスは直ちに、腸内環境に影響を与え、腸内環境が悪くなります。このように、脳と腸でセロトニンという神経伝達物質が影響を与え合っていることになります。

このとき、腸内環境を良くする、つまりセロトニン生成のために働く細菌の質を上げてくれるのが、第2章でお勧めする「緑茶」です。

そして、大切な材料となる良質のタンパク質を供給してくれるのが、第3章でお勧めする「肉」です。

つまり、腸内環境を良くしてセロトニンを増やすためには、「緑茶」をたっぷり飲み、「肉」をしっかり食べることが大前提になる、というわけです。

腸から脳への情報伝達についての研究

腸と脳の深いつながりについて、ご理解いただけたでしょうか。ここで、腸から脳に伝わる信号についての最新研究にも触れておきたいと思います。

デューク大学医科大学院の研究者によると、腸から脳への情報伝達は、わずか0・1秒未満で信号がシナプス（神経と神経の結合部分）を通過することがわかりました。

これまで腸の信号伝達は、先ほど述べたように、トリプトファンからセロトニンがつくられることまでは解明されていました。その後、腸内の感覚細胞が舌や鼻の感覚細胞と同じような特徴を持っていることに気づき、腸が発信する合図を脳がもっと素早く受け取る方法があるのではないかという推測のもとで研究が進められました。その結果、腸と脳の一体型の神経回路があることがわかったということです。

こうした研究が進み、ますます腸と脳の関係の「親密度」が明らかになれば、腸は第二の脳どころか、脳の方が後になってできた、腸の出先機関のような位置づけになるくらい、存在感を増すかもしれないと想像します。

いずれにしろ、腸内環境改善の重要性は、今後さらに知られていくことになるのではないでしょうか。

メンタルに影響を与える３大要因

ここであらためて、内科医としての見地から、メンタルに影響を与える３つの要因についてまとめておきたいと思います。

①血糖値の乱高下

メンタルの状態を良くするためには、悪影響を与えてしまうものにも目を向けなければなりません。「忙しい毎日がメンタルにストレスを与える」とおおよそいわれますが、ストレスの中には適度な、良いストレスもあります。

では、ストレスの何が悪いかというと、「甘いものや炭水化物を食べたくなる」

ということです。甘いものだけでなく、食べることでストレスを解消しようという衝動により、ついついパンやおにぎり、ラーメンなどの、食べやすく、食べたら満たされやすい糖質の食べ物に頼ることが多くなってしまうのではないでしょうか。

糖質の摂り過ぎは、メンタルに大きな影響を与えます。

なぜなら、糖質過多は血糖調整障害が引き起こされ、血糖値が急激に上昇し、その後ですぐに急激に下降するという、血糖値の乱高下が起きてしまうからです。

血糖が急上昇すると、私たちはその瞬間、幸福感で満たされます。甘いものを食べると幸せ、という気持ちはどなたも味わったことがあると思います。

しかし、体内ではその血糖の上昇に反応する形で、多くのインスリンが分泌されます。このとき、血糖値が急激に上昇すればするだけ、インスリンも大量に分泌されてしまうのです。インスリンが大量に分泌されてしまうと、急に低血糖状態に陥り、イライラしたり、だるくなったり、眠くなったりしてしまいます。メンタルに影響を与えてしまうのです。

さらに、これだけでは済みません。

低血糖になった指令が脳に届くと、こんどはホルモンを分泌して血糖値を上げようとする反応が起きてしまいます。このときに分泌されるのが、アドレナリンとコルチゾールです。

アドレナリンは急激な血糖値の低下に対抗するために分泌される、いわゆるストレスホルモンです。低血糖状態を上げるために交感神経を刺激しますが、そのときに攻撃性、イライラ、怒り、ドキドキする、などの症状を伴ってしまうのです。

コルチゾールも低血糖や炎症を和らげるために分泌されるストレスホルモンで、短期的には必要な場面はあるものの、長期的にたくさん分泌されてしまうと、免疫機能、筋力が低下し、睡眠障害の要因になったりします。コルチゾールを分泌する器官である副腎が疲れてしまって、分泌能力が低下すると、心身もだるさを増していきます。

また、血糖値を下げるインスリンも大量分泌がつづくと、分泌元の膵臓が疲れてきて、心身の疲れにつながってしまいます。

ですから、毎日の食べ物から、糖質の多いものはできる限り控えるようにしましょう。私は極端な糖質制限はお勧めしておらず「お米やお菓子も適度であれば食べていただいて結構です」という指導をしています。

ただし、極力減らす努力をしてください。

そして急激に血糖値を上げないために、食事では糖質・炭水化物の順番を最後にしてください。「カーボ（炭水化物）ラスト」にすることで、血糖値の乱高下を防ぐことができるのです。「カーボラスト」については、第3章でも詳しく述べたいと思います。

②腸の不調

先述しましたが、腸は「第二の脳」と呼ばれるほど、メンタルに強い影響を与えています。「腸内環境のバランスが良いと健康になる」という話は、お聞きになった方も多いと思いますが、その健康は身体だけでなく、心の健康にも深くかかわっているのです。

ところで、「脳」と「腸」、生物にはどちらが先に備わっていたのでしょうか。地球上に生物が誕生した約40億年前の生命体には、すでに消化器官があったそうです。しかし、脳はなかったといわれています。生命は、食べ物でエネルギーを得て増えつづけていきますので、腸などの消化器官が先に備わっていたという話は納得できるのではないでしょうか。

いまでもヒドラ、イソギンチャク、クラゲといった「腔腸動物」には脳はありません。それでも彼らが生きていられるのは、「腸」が「脳」の役割を果たしているからです。

進化の歴史としては、より食べ物を得る工夫をするために、脳という機能を発達させたのかもしれません。脳は腸の次に備わったにもかかわらず、現在では「第二の脳」ですから、順位を追い越されてしまった感もありますね。

とはいえ、「腸」は単なる消化器官ではないということはご理解いただけたと思います。神経細胞を多く持ち、セロトニンなどの脳内物質をもつくり出すことができる、感覚的な部分も担っている大切な器官。お腹を大事にして「腸を幸せにする」ことは、「自分自身を幸せにする」ことにつながっていくのです。

腸内細菌が人の心の健康に及ぼす影響については、まだまだ未知のことは多いようですが、脳と腸はつながっていて、脳から指令が出されるとともに腸からも情報が脳に伝えられ、情報を共有していることは、はっきりしています。

腸内細菌がつくり出す物質には、「心の健康を保つ物質」と「身体の健康を保つ物質」があり、これらには共通部分も多いのです。身体の健康を維持・向上させるために必要な腸内細菌が、心の健康状態を良くする方向にも役立つので、腸の不調を改善すればいいことづくめ、といえます。

③隠れた栄養不足

幸せホルモンのセロトニンは、タンパク質（アミノ酸）からつくられると先述しましたが、タンパク質からホルモンをつくるときには、他にもさまざまな栄養素を必要とします。はっきりとわかっているだけでも、ビタミンC、鉄分、ビタミンB6、ビタミンD、マグネシウムは欠かすことができません。

幸せホルモンのセロトニンの他にも、ドーパミンというワクワクする気持ちをもたらすホルモンは、ナイアシン、葉酸、鉄、ビタミンB6が必要ですし、そこからビタミンCを使って意欲が湧くホルモン、ノルアドレナリンをつくります。

また、学習や記憶に関するグルタミン酸、リラックスできるGABA、眠りへと促すメラトニンなど、多くのホルモンがこれらの栄養素を必要としています。

さらに、ビタミンDが足りないのも要注意です。ビタミンDは骨の形成に欠かせない栄養素ですが、冬になると憂うつになる季節性うつ病は、冬場は日光に当たる機会が減り、そのせいでビタミンD不足（日光に当たるとビタミンDは増えます）になることが要因であると、指摘されています。また、ビタミンDは神経伝達物質の生成をサポートする役割もあり、心の健康には欠かせないといえます。

その他には、女性は鉄不足になりやすく、それが原因でうつ症状をもたらしているケースも多々あります。鉄欠乏性貧血の症状とうつ症状は同じものが多く、「うつだと思っていたものは、鉄不足による貧血で、鉄を補給したら解消した」というケースは、私の病院でもよくみられます。

バランスの良い食事を心がけているつもりでも、これらの必要なビタミンやミネラルが不足してしまうのは、これらの栄養素が食品に十分量含まれていないことがあるからです。

本書においても、当然ながら365日「緑茶だけ飲んで、肉だけを食べる。他は一切無視」ということをお勧めしているわけではありません。実際は隠れた栄養不足に陥らないように、多彩な食べ物を食べ、足りない分はサプリメントなどで補うことは良いことです。

ただ、「バランス良い食事、足りない栄養素はサプリで補給」というアドバイスは、皆さん聞き飽きているかもしれません。結局あれも大事、これも大事となってしまって、一番大事なことをスルーしてしまったり、つづかずじまいだったりしませんか？

そして「どうしても健康法がつづけられない」などと自らレッテルを貼ってしまって、そんな自分に落ち込んでしまう。こんな悪循環が一番いけないのです。

最初から完璧を目指さなくていいのです。

まずは、本当に大切な栄養を摂ることです。

メンタルに影響を与える腸の調子を整えてください。

そのために、緑茶と肉をしっかり摂ってください。そして、心身の調子が良くなれば、余裕も生まれてくるでしょう。その他の隠れた栄養不足にも目を向けて、バラエティに富んだごはんを楽しんでいただいて結構です。

慢性炎症は万病の元

ここでちょっと、慢性炎症の話にも寄り道をしたいと思います。

なぜなら、慢性炎症とは、生活習慣病やがんを含む病気の原因として明らかになってきた体内での現象ですが、これがうつ症状とも関連しているという研究があるからです。

人間は高齢者に近づくにつれて、体内で慢性炎症が起きやすくなるといわれています。

まず、炎症とはどのような状態のことをいうのでしょうか。

炎症とは、異物や死んでしまった自分の細胞を排除して、生体を一定の状態に保とうとする働き、「恒常性」を維持しようとする、体内の反応です。

例えば、細菌やウイルスが体内に侵入しようとしたとき、さまざまな細胞などの生体内成分がそれらを排除するために働いた結果が、炎症性反応です。

炎症は、ケガやヤケドなどの物理的な要因、感染、アレルギー反応などがきっかけとなって引き起こされ、「発赤、熱感、腫脹、疼痛」を特徴とします。これらの特徴を「炎症の4徴候」といいますが、現在ではその部分の「機能障害」を含めて、「炎症の5徴候」ともいいます。


炎症には、急性炎症と慢性炎症の2種類があります。

急性炎症は、細菌やウイルスが侵入して起こる、強い炎症です。例えると、「大火事」のようなもので、急いで消し止めようとする反応が起こります。

ウイルスなどの異物に対しては、体内では活性酸素という毒が働き、異物を攻撃する仕組みになっています。活性酸素は、体内に溜まり過ぎると健康を害するといわれ、とても嫌われていますので、減らさなくてはならないのですが、異物を攻撃する際にはなくてはならないのです。急性炎症は、異物と活性酸素が激しく戦いますが、敵をやっつけたら、すみやかに戦いを終えます。

一方、慢性炎症は弱い炎症ではありますが、一時的なものではなく、ずっとつづいてしまう反応です。「大火事」ではないけれど、「ボヤ」のような状態が、発見されずに長くつづく現象に例えてもいいでしょう。

慢性炎症の多くは人間が痛みを感じない程度の炎症ですから、自覚症状がありません。慢性炎症と戦ってくれる敵も現れないことから、徐々に、ゆっくりと、身体をむしばんでしまうのです。

例えば、心臓病や脳梗塞の原因となっているアテローム性動脈硬化は、以前は高いコレステロール値が問題だとされており、脂質の貯蔵の問題が病気の原因であるとみられていました。しかし、現在では主な原因は慢性炎症にあるとされています。徐々に進行した慢性炎症が引き起こしていたのです。

また、動脈硬化のほかに、糖尿病、がんなどの発症にも慢性炎症が関係していることが明らかになっています。加えて、認知症のひとつであるアルツハイマー病にも影響を与えており、抗炎症薬を用いて慢性炎症を抑えることでアルツハイマーの症状を抑制できるという研究も発表されています。

内臓脂肪が全身に炎症を引き起こす!?

慢性炎症は加齢に伴ってひんぱんに起こってきますが、それは高齢になると血中に「炎症性サイトカイン」という炎症を促進する物質のひとつである「オステオポンチン」が増えることに原因があることがわかりました。

オステオポンチンという、ちょっとユニークでコワそうではない名前ですが、じつはそれが慢性炎症を引き起こし、長引かせているのです。

人間が年を取るのは抗えないことです。加齢によってある程度のオステオポンチンの分泌量が増えてしまうのは致し方ありません。ところが、加齢とは別に、生物の身体の中でオステオポンチンを増加させている要因があるのです。

それが内臓脂肪型肥満です。内臓脂肪が増えることによって、オステオポンチンが増加するという事実が明らかになっています。つまり、若い人であっても、内臓脂肪が多い人は、オステオポンチンの分泌量が多いと考えられているのです。

慢性炎症には、自覚症状がありません。日々の生活習慣によって身についた内臓脂肪が、ゆっくりとですが確実に身体にダメージを与えてしまいます。

しかし、前向きに考えれば、内臓脂肪をコントロールして増やさないようにすることができれば、オステオポンチンの分泌量を増やさなくて済む、ということです。そうすれば生活習慣病や老化現象を防ぐことができるのです。

したがって、順番としては、前向きごはんを実践して、肥満を遠ざける。そうして内臓脂肪が溜まらないようにして、オステオポンチンを増やさないことが大切です。そうすることで生活習慣病や老化を防いでくれて、さらに前向きな生活ができるということになります。

うつ症状と生活習慣病はつながっている

うつ病などの精神疾患は、遺伝の影響やストレスの多い環境要因が引き金となって発症するとされていますが、新しい研究によると、肥満や糖尿病などの生活習慣病、メタボリックシンドロームなどと同じく、体内で起きる慢性炎症が脳内で起こってしまい、うつ状態を誘導してしまうことがわかってきています。

肥満や糖尿病にかかると、先ほどもご説明した「炎症性サイトカイン」が血液中で上昇します。サイトカインとは、細胞から分泌されるタンパク質で、身体の中の細胞どうしが連絡を取り合う情報伝達の役目を持っており、数百種類のサイトカインが発見されています。

うつ病のキーとなる炎症性サイトカインとは、サイトカインの一種で、身体の中の炎症反応を促進する働きを持っています。炎症を火事に例えると、火の勢いを強める働きがあるのです。火の勢いを強めることで、まわりの火消し役「抗炎症サイトカイン」に知らせるという、少しややこしいですが、身体に必要な役目を担っているのです。これらの働きがバランスよく行われることで、身体の炎症を察知して、鎮静化する仕組みとなっています。

ところが、このバランスが崩れてしまうと、炎症反応が強すぎたり、長期化してしまったりして、免疫疾患や生活習慣病のリスクが上がってしまうのです。炎症性サイトカインが上昇してしまうと、それに伴って、脳の免疫系で重要な働きを持つ、ミクログリア細胞が過剰に活性化してしまいます。

じつは、２０００年ころから明らかになったことがあります。精神疾患の患者さんが亡くなった後の脳を調べたという研究において、「脳内ミクログリア細胞の過剰活性化を示す病理的特徴」が報告されるようになったのです。

その後、生きている人の脳内でもミクログリア活性化を部分的に調べられるようになりました。その結果、うつ病や統合失調症などの精神疾患の患者さんからミクログリア過剰活性化が報告されるようになりました。

つまり、心の不調と身体の不調が、慢性炎症という同じ原因から引き起こされていることがわかってきたのです。さらに最近では、慢性炎症を治療することで、うつ病症状が改善するという報告も出てきています。

これは驚きであると同時に、とても希望が持てる研究結果ではないでしょうか。**慢性炎症の原因となる、内臓脂肪型肥満や生活習慣病を治療・予防することは、すなわち、うつ病を治療・予防することにもつながる。**原因は同じところにあったのですから。

食べ物依存はアルコール依存と同じ

肥満を解消することが心身の健康にとって、とても大切であることがご理解いただけたかと思います。

「はじめに」でも少し触れましたが、肥満はメンタルの問題を引き起こすと同時に、依存症と同じメカニズムで治療を困難にしています。肥満を解消するためには、このことをしっかり認識する必要があります。

ひとたび肥満という状態に陥ると、それを解消することがなかなか難しいのはなぜでしょう。病院で「バランス良く食べましょう」「甘いものは控えめに」などと食事指導をされても、そんなことは百も承知で、患者さんは聞き飽きているのです。

「あまり食べ過ぎないように」と指導されてその通りにできるなら、医師は要りません。もっと肥満の根本にある原因にアプローチする必要があると考えます。

肥満を改善するための根本的なアプローチとは何でしょう。

それは、「痩せたいのに食べたい」という衝動が抑えきれない「依存症」であるという認識を持つことです。

「痩せたいのに食べたい」は、「止めたいのに止められない」という、「依存症」の定義を満たします。タバコを止められない方は「ニコチン依存症」であるなら、肥満の方は「食べ物依存症（food addiction）」といえるのです。

この用語は、アメリカの国立薬害研究所所長であるノラ・ボルコウ氏が、「薬物乱用と止められない過食行動との脳のメカニズムがよく似ている」という驚くべき事実に基づいて造語されたといわれます。この資料によると、肥満者の少なくとも20％は食べ物依存症を抱えているということです。

前向きなアプローチで脱依存症

私自身も長らく肥満に悩んでいた時期がありました。

診療や研究で忙しい日々、オーバーワークによるストレスを解消するための手段を食べ物に求めていたのです。食べ物に依存し、食事でその欲求を満たせば、脳内には高揚感を得ることができる物質が分泌されます。

しかしそれは、急激に血糖値が上昇して起こる、一時的な高揚感ですから、すぐにしぼんでしまいます。すると、「もう一度味わいたい」という衝動が起こります。手っ取り早く高揚感を得るために、次々と食べ過ぎてしまうのです。これが食べ物に依存している状態です。

このように、「肥満は依存症に陥っている」という認識を受け入れない限り、肥満は解消されません。対症療法ではなく、根本原因にアプローチする必要があるのです。

例えば、アメリカでは肥満に対する治療として「胃を小さくする」という手術が行われています。まさしく対症療法のひとつでしょう。

この治療を行えば、手術後は確かに減量できます。肥満を解消し、痩せることができます。しかし、痩せたのはいいけれど、術後の方の多くがアルコール依存症になってしまっているということです。このプロセスは、いまやアメリカで社会問題になっているといいます。

つまり、肥満の根本的な要因に依存という問題があり、肥満に苦しむ方は、多かれ少なかれ何かに依存しないと生きていけないという状況に追い込まれているということです。したがって、肥満を解消するためには、まずはメンタルの問題、心の不調を改善するというアプローチが大切になってくるのです。

第2章

まずは毎日緑茶をたっぷり飲みなさい

――全身がほぐれ、みるみる不安が消える!

前向きごはんで最初にお勧めするのは、

そうです「緑茶」です。

まずは緑茶をたっぷり飲みましょう。

「え、食べ物じゃないの？」と思うかもしれませんね。

緑茶は現代では基本的に飲み物です。

「ごはん」ではないかもしれませんが、

その秘めたるパワーを知れば、前向きごはんの

トップバッターとしてご紹介する意味も

わかっていただけると思います。

よろしかったら、この先は温かい緑茶を飲んで

ホッと一息つきながら、お読みください。

緑茶とは？　本書が指す定義

そもそも、緑茶とはどのようなお茶のことでしょうか。

緑茶とは、一般的には摘み取った茶葉を発酵させずに製造する「不発酵茶」のことを指します。普段私たちが緑茶と呼んでいる鮮やかなみどり色のお茶は「煎茶」です。緑茶の定義としては、番茶、玉露、かぶせ茶、そして煎茶を熱で焙じたほうじ茶も緑茶の一種、ということになっています。

緑茶と紅茶の違い、緑茶とウーロン茶の違いは、発酵させているか否かです。紅茶やウーロン茶は発酵させてつくられるお茶です。

一方、発酵させずにつくる緑茶は、茶葉に含まれる成分の変化が少ないことから、ビタミン類やカテキン、テアニンなどの大切な栄養成分が損なわれにくいのです。これは緑茶を飲む私たちにとって大きなメリットです。

だから緑茶、なのです。私が本書で示す緑茶は、栄養分が損なわれていない、みどり色の、主に「煎茶」を指しているとご理解ください。番茶や玉露なども緑茶の仲間ではありますが、栄養成分のカテキンの量が異なりますので、まずはみどり色の「煎茶」をお飲みください。気分転換に番茶や玉露を楽しんでいただくのは結構です。

また、緑茶は急須に入れたものだけでなく、ティーバッグや粉末を溶かすインスタント、ペットボトルに入ったものでも大丈夫です。緑茶をあまり飲む習慣がない方は、親しみやすい方法からはじめてみてください。

こんなにすごい！緑茶に含まれる栄養

カテキン類は、お茶に特有な成分として、つとに有名です。カテキンはポリフェノールの一種で、主に4種類のカテキン「エピカテキン」「エピガロカテキン」「エピカテキンガレート」「エピガロカテキンガレート」があることが知られています。

カテキンには強力な抗酸化作用があり、食品の酸化を防ぐ品質保持剤としても使われています。殺菌・抗菌作用も強く、むし歯や口臭の予防にも効果があります。

また、脂肪を溜め込んだり、血糖値を上げたりする作用を抑制してくれます。ですから、生活習慣病や肥満の予防にも効果的です。

おまけに、カテキンには抗アレルギー作用も確認されており、その万能薬ともいえそうな健康効果は「特定保健用食品」に使われるなど、誰もが認めるところです。カテキンを中心とした緑茶の効能は、後ほどまた詳しくご紹介します。

カテキンのほかに、緑茶に含まれる注目すべき成分がテアニンです。

テアニンは、リラックス効果、冷え改善、認知症予防といった作用のあるアミノ酸類の一種で、お茶の味の中では「旨味」のもとになっています。脳の興奮を鎮めて、落ちつかせる効果があります。

お茶類にはカフェインが含まれていますが、カフェインは覚せい作用でリフレッシュできる、目が覚めるというメリットもありますが、摂り過ぎると眠れないといったデメリットもあります。テアニンはこのカフェインの作用と拮抗することから、コーヒーや紅茶と比べてカフェインが穏やかに作用すると考えられています。

テアニンによってリラックスすることに伴って、血管が拡張することで、血行不良や冷え性の改善も期待できます。また、疫学調査では、認知症予防にも効果的であることが明らかにされています。

さらに、ビタミンC（抗酸化作用・皮膚や血管の老化防止・免疫力アップ）、ビタミンE（酸化作用や生活習慣病予防、血流改善に効果）、各種ポリフェノール（抗酸化作用のあるタンニンなど）、カリウム（高血圧・むくみ予防）、サポニン（殺菌／抗菌作用・咳の鎮静・痰の除去効果）など、緑茶には素晴らしい成分がたっぷり含まれているのです。

緑茶が持つ抗酸化作用

第1章でも、うつ症状が起きるいくつかの要因について考察してきました。いうまでもなく、日々私たちは心や身体のダメージを与えるものに囲まれています。

自動車の排気ガス、汚染された大気、有害な紫外線、喫煙や副流煙による悪影響、お酒の飲み過ぎ、不規則な食生活による栄養の偏り……。テレビ、パソコン、携帯電話、電子レンジなどから放射される電磁波も、気がつきにくいですが、ダメージを与える刺激です。

　これらの外からの刺激によって、私たちの細胞が傷ついてしまうのはもちろん、遺伝子までも傷ついてしまいます。なぜなら、外からの刺激は、私たちの身体にとても有害な活性酸素を大量に発生させてしまうからです。

　活性酸素が体内で発生すると、細胞膜など体内の脂肪酸と結合して、細胞を酸化させてしまいます。そして、有害物質である過酸化脂質をつくり出してしまうのです。この物質が老化をはじめ、動脈硬化などの原因となってしまい、脳卒中や心筋梗塞などの病気のリスクを高めてしまいます。

　さらに、活性酸素は細胞と細胞の間にある、細胞膜を破壊します。細胞膜が破壊されると、細胞の中心部分、核にあるＤＮＡに活性酸素がおそいかかります。ＤＮＡが損傷すると、ＤＮＡは誤った遺伝子、つまり突然変異の遺伝子をつくり出してしまいます。これが細胞のガン化を促してしまうのです。

　こうした事態を防ぐには、活性酸素の発生を防ぐ、「抗酸化力を持つ栄養素」を体内に摂取する必要があります。

そこで緑茶、なのです。

緑茶に含まれるさまざまな栄養や有効成分は、単体のビタミンEの10倍の抗酸化効果を持っていることがわかっています。ホッと一息お茶を飲む、それだけでとても高い抗酸化作用を得ることができるのです。

なぜ緑茶がメンタルに効くのか

ずばり、緑茶特有の栄養素であるカテキンは、第1章で述べた、腸内環境改善にも効果があります。カテキンを1日300㎎摂取することでの、腸内細菌に対する影響を調べたところ、茶カテキンを摂りつづけると、善玉菌とされるビフィズス菌などは増加し、悪玉菌とされるクロストリジウムなどが減少したというデータがあります。

つまり、緑茶のカテキンは、悪玉菌に対しては強い殺菌効果を発揮してやっつけますが、善玉菌に対してはそれを増やす働きがあるという、腸内環境の美化にとっては、なくてはならない成分なのです。

もし緑茶の供給を止めてしまうと、腸内環境への効果が薄れ、もともと悪かった人は元の状態に戻ってしまいますので、緑茶は日常的に飲むことが大切です。

カテキンのガン予防効果

先ほど緑茶の抗酸化作用について述べましたが、ガンの抑制に緑茶が一番有効であるといった研究発表は次々と出されています。

緑茶に含まれているポリフェノールとカテキンが細胞のガン化を予防、あるいは緑茶に多く含まれるビタミン類が発ガン物質の作用を抑制するというものです。

例えば、静岡県立大学グループは緑茶のポリフェノール・カテキン類が発ガン物質の働きを場合によっては7、8割抑えることを確認しています。

また、米国・ニュージャージー州ラトガーズ大のアラン・コニー博士は「発ガン物質と日本の緑茶を一緒に飲ませたマウスは、発ガン物質だけのグループに比べ、ガンの発生率が50％以下になる」という実験結果をまとめました。ガン予防には日々の緑茶、これはマストなのです。

カテキンの抗菌・殺菌作用

お寿司屋さんに行けば必ず出てくるのが緑茶です。このなくてはならない組み合わせは、食中毒を予防する意味でも絶妙だといえます。

食中毒を引き起こす菌として最も有名なのが、腸炎ビブリオ菌です。例年、食中毒の約40％は腸炎ビブリオ菌によるものだとされています。

この腸炎ビブリオ菌は、なんと緑茶に「出会って」しまうと、死んでしまうことがわかっています。また、緑茶には腸炎ビブリオ菌だけでなく、毒素型ぶどう球菌やコレラ菌までも殺菌する力があることもわかっています。

さらには、激しい腹痛に見舞われ、高齢者や子どもを命の危険にまでさらしてしまう病原性大腸菌Ｏ－１５７に対しても、緑茶のカテキンが最も有効であるという画期的な発表がされました。１万個のＯ－１５７の菌が入った液に０・９㏄の緑茶を入れたものが、５時間で殺菌されて、０になったという結果が出ています。

食中毒の予防のためにも、食事の際は必ず緑茶を飲むようにしましょう。

殺菌効果については、胃・十二指腸潰瘍の原因菌とされるヘリコバクター・ピロリや、院内感染などで大問題になったことがある耐性菌のＭＲＳＡ（メチシリン耐性黄色ブドウ球菌）の殺菌効果もあることが報告されています。

そしてもちろん、食後の口臭予防にも緑茶です。

口臭は、口内に残った食べ物のカスが原因で発生します。食後にお茶を飲めば、口の中のカスを洗い流してくれますし、お茶の殺菌作用で、細菌の繁殖を阻止してくれます。また、お茶の爽やかな香りが口の中に広がることで、臭いを防いでくれるのです。

そして、お口の中を爽やかにしてくれる上に、むし歯予防にも力を発揮してくれます。最近の歯磨き粉には、むし歯を予防する「フッ素入り」が多いのですが、緑茶にもフッ素が含まれています。フッ素は、歯を強くし、虫歯にならないための抵抗力をつける働きがあります。また、緑茶に含まれるタンニンが持つ殺菌作用も、むし歯予防に効果があります。

カテキンのダイエット効果

お茶はノンカロリーですから、何杯飲んでも太る心配はありません。

また、油っぽいものを食べた後に飲めば、タンニンが脂肪を分解する酵素の働きを高めてくれます。また、カテキンには血糖値の急激な上昇を抑える働きもあり、テアニンはコレステロール値の低下や血行を促進する効果が期待できます。

食事前の一杯が空腹感を和らげ、ダイエット中の方が陥りがちなビタミン・ミネラル不足も補えるので、ダイエットにも緑茶を積極的に活用しましょう。

血圧、コレステロール、糖尿も改善

緑茶の中には、血圧上昇物質の生成阻害作用があるということが、各研究機関で相次いで発表されています。また、お茶を飲むことによって、善玉コレステロールが体内に増え、動脈硬化を予防するということも発表されました。

さらには、糖尿病患者への臨床実験で、茶ポリフェノールが血糖値をかなり下げるという事がわかっています。その他の実験では、たんぱく尿もプラスからマイナスとなるなど、興味深い結果も次々と報告されています。

緑茶を飲めば疲労も軽減する

京都府立医科大学大学院医学研究科（免疫学）と明治国際医療大学附属統合医療センターが行った、大学生および大学院生５名を対象にした試験によると、緑茶の疲労回復効果が確かめられています。緑茶の疲労回復効果を、心理、生理、免疫指標により包括的に示すことができたということです。

この効果は、緑茶に含有するテアニン、カフェイン、ポリフェノール等を中心とした、緑茶特有の香りや温度、水分との複合効果であると考えられます。

テアニンで認知機能が改善

テアニンの構造式は、脳内で興奮性神経伝達物質として機能しているグルタミン酸によく似ていることから、何らかの生理作用があるのではないかと考えられてきました。そこで、ラットにテアニンを投与する実験を行ったところ、記憶や学習の機能に関与しているホルモンであるドーパミンが増加しました。実際のラットの行動を観察する実験でも、テアニン投与によって、記憶力が保持されることが確認できました。

また、人を対象とした実験も実施されています。軽度の認知障害を持つ人を対象に行われた実験によると、緑茶から抽出したエキスおよびテアニンを数週間に渡り摂取してもらったところ、記憶力と注意力がアップ。さらに、認知覚醒を表す脳波であるシータ波の増加が認められたということです。

テアニンでＰＭＳや更年期の症状改善

テアニンによってアルファ波の出現を誘導したことから、女性の月経前症候群（ＰＭＳ）を対象にした実験が行われました。

ＰＭＳとは、月経前にイライラしたり、集中力が低下したり、あるいは頭痛や下腹部痛といった症状が現れるものです。女性ホルモンのアンバランスが原因だと考えられています。このＰＭＳの自覚症状を持つ20歳から49歳の女性を対象にして行われた実験の結果、精神的な愁訴だけでなく、身体的な痛みといったその他の症状に対しても、テアニンは改善効果を示しました。

また、アメリカで更年期症状の改善を望んでいる女性を対象に、テアニンを摂取する実験を行ったところ、テアニンを摂取したグループに更年期症状の改善や緩和がみられたということです。テアニンはホルモンバランスの乱れを整えてくれるのです。

抗うつ効果！緑茶は1日1リットル飲もう

1日4杯の緑茶で、うつ病のリスクが半減します。

緑茶はうつ病のリスクを下げる可能性が、東北地方の70歳以上を対象にした調査によって明らかになりました。緑茶を1日約4杯（約1リットル）以上飲む群は、1杯以下の群に比べて、うつリスクが半分程度であったということです。

また、健康な人とうつ病にかかった人を比較すると、うつ病患者は緑茶摂取量が少ない傾向にあったということもわかっています。

なぜ、緑茶がうつ病のリスクを下げるのでしょうか。

それは緑茶に含まれるテアニンやカテキンの薬効によるものが大きいとみられています。

テアニンはグルタミン酸からできるアミノ酸で、リラックス効果のある成分です。大脳皮質にある神経細胞の約7割が、グルタミン酸を神経伝達物質の材料にしているので、テアニンを摂ることで神経細胞の伝達が調整されるのではないかと考えられています。

一方、カテキンには、抗酸化作用で脳の神経細胞を守るほか、うつ病との関連が示唆されている脂質異常や血糖値の上昇を防ぐ作用もあるため、直接的、間接的に抗うつ作用を示す、ということです。

テアニンは玉露や抹茶など高級品に多く、低温で抽出すると多く出ます。一方、カテキンは安価な緑茶に多く含まれていて、高温で入れるのが抽出のポイントです。

緑茶のビタミンCは美容にも効果絶大

ビタミンCは野菜や果物にたくさん含まれていそうですが、じつは緑茶にはレモンや赤ピーマンよりも多く、ビタミンCが含まれています。

緑茶に含まれるビタミンCは、熱に強く80度でも壊れないうえに、保存にもすぐれた特性があります。弾力性のあるみずみずしい素肌づくりには、ビタミンCは欠かせません。肌に弾力性を与え水分の減少を防ぎ、肌の色を黒くするメラニン色素の生成を抑制する効果もあります。

緑茶を１日４～５杯飲めば、成人の１日のビタミンC推奨摂取量のなんと４割程度をまかなえるということですから、食事の後には必ず飲む習慣があれば、それだけで日々のビタミンCの不足を心配しなくてよくなります。

そもそもビタミンCは多めに摂っても問題はなく、むしろ常に体内で必要とされているので、こまめに緑茶を飲むことは、体内のビタミンCをキープする上でもベストです。夏場の紫外線の害を減らす、冬場の風邪予防など、オールシーズン緑茶は欠かせない飲み物だといえます。

脳の栄養になるＢＤＮＦを増やす

緑茶には、脳の働きを良くする成分も含まれています。

脳はたくさんの神経が張り巡らされている、神経細胞のかたまりといえる器官です。その神経細胞が日々絶えまなく活動することで、人は物事を記憶したり、いろいろなことを判断したりすることができます。

そうした脳の活動を支えている代表的な栄養分が「脳由来神経栄養因子・ＢＤＮＦ（Brain Derived Neurotrophic Factor）」と呼ばれる、タンパク質の一種です。神経細胞の発生や成長、維持、再生を促すという、とても大切な役割を担っていることがわかり、いまがぜん注目されているのです。

ＢＤＮＦは脳内で記憶をつかさどる「海馬」にたくさん含まれています。そこで神経細胞の動きを活発化させることが期待されていることから、ひと言で〝脳の栄養〟と呼ばれることもあります。

ＢＤＮＦは脳の活動をサポートする重要な役割を担っていますが、65歳以上になると、年齢を重ねるほどに減っていくということです。加齢による認知機能の衰えや記憶力や学習能力の低下は、ＢＤＮＦが不足することによって起きていることでもあります。したがって、ＢＤＮＦを増やすことは、認知機能を維持する有効な手段のひとつとして期待されているのです。

その方法として、すでに知られているのが「運動」と「抗酸化物質」の存在です。たとえば、適度な運動はＢＤＮＦを増やすとともに、記憶や学習などのパフォーマンスを高めることがわかっています。その抗酸化物質の供給源として、とても優秀なのが「緑茶」です。緑茶に含まれるテアニンが、ＢＤＮＦを増やすということがわかっています。

ちなみに、良質な魚の油に含まれるＥＰＡ、緑黄色野菜に含まれる葉酸もＢＤＮＦを増やしてくれますので、意識して食べるといいと思います。

緑茶で変わった！患者さんのストーリー

当院に通院なさっている患者さんに緑茶をお勧めしたところ、「すごく調子が良くなった！」というご報告をくださった方が大勢います。その中からエピソードをご紹介します。

まずは36歳の女性の例です。内科の疾患で通院なさっていましたが、いろいろお話をお聞きしていると、心もとても疲れていらっしゃいました。会社では周囲の目を気にし過ぎといいますか、特に上司からの評価がプレッシャーになっていらした様子。これといったミスもしていないのに、不安ばかりが大きくなり、仕事が手につかなくなったといいます。

彼女はコーヒーが大好きで1日に10杯は飲んでいたそうです。そこで、そのうち半分くらいは緑茶に変えてもらいました。好きなコーヒーをがまんしなくていいように、緑茶コーヒー（後述します）も試していただきました。

すると、2週間ほど経ったころから、心配事や余計な不安感が少なくなっていき、2か月後には、仕事にも集中できるようになったということです。余裕もできてきたようで、趣味の手芸も楽しんでおられます。

次は78歳の男性です。この年代の方は当たり前に緑茶をたくさん飲んでいるだろうという先入観がありますが、一人暮らしの男性ともなると、ご自分でお湯を沸かして緑茶を急須に入れることはほとんどなかったそうです。年を重ねるにつれて、ひきこもりがちになっていました。近くに住む息子さん家族がデイケアなどを勧めても、「めんどうくさい」という言葉が返ってきます。

そんなお話をお聞きして、近くに住むご家族に緑茶をお勧めしました。ご家族は男性が一人でもお茶を気軽に飲めるように、温かい緑茶を入れたポットをなるだけ毎日届け、常備するペットボトルの飲料もすべて緑茶にして、積極的に飲んでもらうようにしました。「1日1リットルは飲むと健康にいいよ」と、声をかけつづけたそうです。

そうするうちに、一人でも散歩で外出することが増えていきました。以前から勧めていたデイケアにも通うようになり、そこで将棋を楽しんだりしているそうです。話し相手も増えて、笑顔がみられるようになったということです。

もうお一人は53歳の女性です。更年期と思われる、だるさやイライラで受診されました。80代の母親が認知症で、介護をなさっていたのですが、母親とのコミュニケーションがうまくいかず、イライラが募っていた様子です。母親も負けじといい返すので、よく口げんかになっていたということでした。

　このお二人もなぜかそれまであまり緑茶は飲まず、糖分の多い清涼飲料水を好んで飲んでいたとのこと。ですので、普段の飲み物はすべて緑茶にしましょうとアドバイスをしました。

　すると、１週間くらい経って気づくと、口げんかが激減していたとのことです。女性のイライラや更年期の症状も落ち着いてきた上に「先生、少し痩せたんですけど、緑茶のおかげですか？」とうれしそうです。緑茶はダイエットにもいいことが証明されました。

緑茶を習慣にした理由・私のストーリー

さて、皆さんにお勧めしているからには、私の緑茶ストーリーもお伝えする必要があるでしょう。自らの体験、実感を経て、緑茶をお勧めしているのです。私が「デブ医者」を脱却して、「シュッとしていますね」という、うれしいお言葉をかけていただけるようになったのは、まさに緑茶のおかげなのです。私事ですが、しばしおつきあいください。

私は子どものころからドラマに出てくるような救急救命医に憧れて、医学部を受験しました。卒業後は留学を経て福岡市内の救急病院で、医師生活をはじめました。そこでは年間の救急車搬入が約5千件あり、脳卒中、心筋梗塞などのさまざまな緊急疾患への対応を経験しました。

その後は地域の基幹病院勤務となり、糖尿病内科で生活習慣病の診察・改善指導をしていました。このように勤務医時代の仕事内容は充実していたと思います。しかしながら、とても忙しくてストレスも多かったため、自分でも知らず知らずのうちに、そのはけ口を食べ物に求めたためか、最高で92キロまで太ってしまいました。

はっきり申し上げて「デブ医者」です。

夢に描いていたドクターの私は、もっとスラッとしていて身のこなしも軽やかでした。テキパキと指示を出し、患者さんにも頼られるスーパーマンでした。でも実際の私は、仕事こそバリバリこなすものの、「スラッ」というよりは「ボテッ」とした感じ。スーパーマンというよりは、クマのプーさん系でしょうか。身体が重いので、動作も軽やかとはいきません。

「工藤先生は優しそう」と患者さんは、いってくれました。患者さんの方が優しいですよね。私は笑顔をみせながらも、理想像からはずれてしまった自分の姿に、ひそかに悩んでいたのです。

このころ、救急車で病院に来られる患者さんや、糖尿病外来で受け持つ患者さんは、血圧、血糖値、コレステロールの値など非常に悪い方が多かった。そのことが気になっていました。

ちなみに、救急病院に来る患者さんというのは、その直前までは元気だった人がほとんどです。健康に歩いていた人がある日突然、寝たきりや車いすの生活になる。その実例を多くみる中で、患者さんの血圧、血糖値、コレステロールの値などもコントロールすることが必要だと感じるようになりました。

血圧、血糖値、コレステロールの値などをコントロールする。そのために必要なのは、多くの場合「減量」です。そう、血圧や血糖値が上がるのも、コレステロールも、原因のひとつは「太りすぎ」なのです。

私は自分のためにも、患者さんのためにも、痩せる方法を探していました。

手間なし、がんばらない、効果が高いダイエット

とはいえ、勤務医の仕事はとてもハードです。勤務中は、ゆっくり座って食事をする暇などありません。一方で、仕事は長時間で立ちっぱなしのときもあって、体力勝負。ですから、「1日3食バランスよく食べて適度な運動をする」などというダイエットは、はなから不可能だと感じていました。時間がない。運動するくらいなら寝ていたい。食べるものもいちいち選んでいられない――。

「太っている」患者さんの多くも、そんなふうでした。そして患者さんをみていて感じたのは、「太っている人は、『痩せましょう』といって痩せられるものではない」ということです。医師の私から「あと何キロ痩せてください」「そのためには

炭水化物を減らしてください」といわれて、すぐに実践できるような人はそもそも太らないのです。

当時の私も含め、太っている人は、痩せるための食事や運動を実践できないから太るのです。だとしたら、そんな人たちでさえ実践できるくらい、簡単で手間いらずで、しかも本人の努力もいらないダイエット法が必要です。

何かないだろうかと調べつづけ、ある日みつけたのが緑茶でした。

つまり、緑茶1日4杯、食前に飲むというダイエットです。

コーヒーを組み合わせて効果倍増！

その後、私は緑茶にコーヒーを組み合わせた「緑茶コーヒーダイエット」も考案し、どれくらいの効果があるのかを実証するため、まず、自分で緑茶コーヒーを飲んでみました。

そうしたところ、1週間ほどで効果が出はじめ、結果、10か月あまりで25キロの減量に成功したのです！

「これはいける」

そう感じた私は、当時の患者さんにもチャレンジしてもらいました。100人の患者さんに試してもらって、1か月のダイエット効果は平均6・7キロ。「飲むだけダイエット」の効果としては、かなりのものです。このダイエット法を広めて、高血圧や高血糖、高コレステロールなどを予防したい。そう考えた私は、父が経営する工藤内科で、減量外来を開院。本格的にダイエット指導に当たることにしたのです。

私は、「緑茶コーヒーダイエット」は、世界一簡単なダイエットのひとつだと思っています。なぜなら、お茶とコーヒーは世界中どこに行ってもあるからです。というのも、ダイエットとしては茶カテキンがポイントなので、「緑茶コーヒー」のお茶は紅茶でもウーロン茶でもほうじ茶でも、はたまたプーアル茶でもＯＫ。つまり、茶カテキンが含有されているお茶とコーヒーを「１：１」で混ぜ合わせて飲むだけです。

また、最近テレビで話題のダイエット効果がある「おからパウダー」をコーヒーに混ぜて飲んでも効果絶大。茶カテキンとコーヒーポリフェノールに加え、おからパウダーに含まれるアディポネクチンという成分が、さらに脂肪を燃焼させます。

飲むタイミングは食事の直前がベストですが、食事中でも食後でも大丈夫です。また、運動するのであれば、運動する1時間前に飲んでおくと脂肪燃焼効果がアップします。

痩せることは前向きになれること

「デブ医者」からスリムに変身した私は、痩せることは、前向きになれることとイコールであることを実感しています。身体の健康だけでなく、心の健康のためにもなります。

私は25キロの減量に成功しましたが、太っていたころの私は仕事にも精を出し、充実していると思っていました。また、留学の機会にも恵まれましたし、結婚もしました。太っているからといって、何か問題があったり、できないことがあったりして困る、ということはありませんでした。

しかし、いまだからいえるのですが、心のどこかに、少しだけ「太っている自分」を恥ずかしく思う気持ちがありました。医局で同期の医師や看護師と話していても、なんとなく自分に自信が持てなかった気がします。結婚式の際も、妻のドレス姿の美しさに感激する一方、「もう少し痩せていれば、颯爽とエスコートできたのに」と反省もしました。

痩せてからは、身体は身軽になってテキパキ動けますし、頭の回転も速くなったように感じました。何より、そんな自分に対する卑下がなくなりました。どんよりしていた「心の曇り」がなくなったのです。

そうなってくると、太っていたときと仕事は変わらないのに、「番組で解説してください」と、テレビ出演を依頼されるようになってきました。これは大きな変化でした。思わぬところに自分を必要としてくれる場ができて、とてもうれしかったですし、自分の知識や体験を大勢の方に知ってもらうチャンスをいただくことができました。

結婚しても体形を維持している人はいますし、子どもを産んでも母乳育児を終えてからは体重が自然に戻る人もいます。ストレスを感じても食べること以外、例えばスポーツなどのアクティブな活動で上手に発散している人もいます。

「太っているのは仕方ない」というのは、思い込みなのです。

そんな先入観を消し去るために、まずは緑茶コーヒーを飲んでみて、リラックスしてください。

緑茶コーヒーで明るくなる人が続出

さて、緑茶コーヒーはダイエットのために考案したものですが、患者さんがその効果を証明してくれる過程で、私はあることに気づきました。

そう、患者さんの性格がどんどん明るくなっていったのです。

それは、ダイエットに成功したから、悩みの肥満から解放されたから、という理由が主かもしれませんが、格別ダイエット目的ではない方も、明るくなっているのです。

声にハリが出てきて、お話の内容も「新しい習い事をはじめました」などと、前向きなことばかり。最も印象深いのは、笑顔が増えてきたということでした。

笑顔は心のバロメーターです。人はそうそう〝つくり笑顔〟はできないもの。自然な笑顔でお話しされる患者さんをみていて、「緑茶ならびに緑茶コーヒーには、ダイエットだけでなく、メンタルにも良い作用がある」と確信するに至ったのです。

コーヒー好きに緑茶コーヒーはお勧め

さて、コーヒーが大好きで1日に7杯も8杯も飲む人は珍しくありません。いまや飲み物といえばコーヒーを指すくらい、ブームが定着した感があります。

コーヒーにはクロロゲン酸という抗酸化作用を持つ良い成分が含まれており、カフェインも頭をキリッとさせてくれるので、仕事前には最適な飲み物です。

しかし、カフェインの量が多いことから、コーヒー好きは「カフェイン依存症」傾向の人も少なくないと思います。1日中コーヒーばかりでは、交感神経ばかりが刺激されて、脳がリラックスする間がありません。イライラしたり、寝つきが悪かったりするのは、夕方以降のカフェインの摂り過ぎというケースも多々あります。

そこで緑茶、もしくは緑茶コーヒーです。

緑茶にもカフェインは含まれていますが、その量はコーヒーよりも少ないですし、テアニンというリラックス成分が含まれていますので、カフェインの強い作用を相殺してくれるのです。緑茶コーヒーの場合は、お味はコーヒー度が強いため、コーヒー好きも満足できると思います。

ですから、**とにかく不安や悩みをやわらげたいという方は緑茶を、コーヒー好きの方や少しやる気を起こしたいという方は緑茶コーヒーを、試してみるといいでしょう。**

普通にコーヒーだけを飲んでいた方も、緑茶ならびに緑茶コーヒーに変更してみると、リラックスできることを実感されると思います。普段緑茶を飲まないという人は、緑茶コーヒーからはじめて、緑茶も毎日の飲み物に取り入れるのも手です。

緑茶とコーヒーの分量バランスを変えて楽しむ

ちなみに、緑茶を飲むときはティーバッグや粉末を溶かすインスタント、ペットボトルに入ったものでも充分です。「カテキン増量」と銘打ってあるなら、なお良いでしょう。どこに居てもお茶は手に入ると思いますので、どなたでも、習慣としてつづけやすい健康法です。

緑茶は1日4杯飲むだけで、お腹の脂肪から燃えていきます。効果を実感す

るためには、最低でも必ず1日3〜4杯は飲んでください。緑茶はさらに飲む量を増やしても大丈夫です。

1日に10杯くらいは気にすることもありませんので、ぜひ今日からはじめてみてください。

よく質問で「どんなお茶を飲めばいいですか」「茶葉の量は？」などと、細かな質問が寄せられますが、あまり気にしなくても大丈夫です。ペットボトルのものでもOKと申し上げている通り、とにかく毎日たくさん飲むことが第一といっても過言ではありません。あまり細かいことを気にし過ぎてつづかなくなってしまうより、毎日つづけてもらうことこそが大事なのです。

緑茶コーヒーの場合、配合バランスは、基本的に緑茶1対コーヒー1です。ただし、リラックスしたいときは緑茶4対コーヒー1にしてみるといいでしょう。反対に、ちょっとシャキッとしたいときは、緑茶1対コーヒー4のバランスにすると、やる気が出てきます。ぜひバランスを試しながら楽しんでみてください。

2章

まとめ

腸を整え、不安・悩みをやわらげるために、緑茶を毎日1リットル以上飲む（250ミリリットル、4杯以上）

・飲むタイミングは食前がベスト（ただし、食事中、食後でもOK）
・緑茶は1リットル以上、飲み過ぎくらいでも大丈夫
・緑茶は、急須に入れたもの、ティーバッグ、粉末インスタント、ペットボトル、いずれでもOK
・コーヒーが好きな人は緑茶コーヒーを試してみる（緑茶：コーヒー＝1：1の割合）

第3章

肉でポジティブになる！

――お腹から活力を取り戻す！
強いメンタルをつくる食事術

気軽にはじめられて効果の高い緑茶について、
ご理解いただけましたでしょうか。
緑茶の良さをあらためて見直して、
ホッと安心感を得ていただいたところで、
ここからはさらにパワーアップを目指す食べ物、
肉についてのお話です。肉も緑茶と同様、
あまりにも身近でなじみの深い食べ物でしょう。
メインディッシュと呼ばれるおかずを
ことさらプッシュするのには、
やはり深い理由があります。
肉の栄養はもちろん、
食べるタイミングなどの工夫で
さらにそのメリットを享受することができますので、
ぜひ実践してみてください。

大切なのは動物性のタンパク質

ご存知のように肉は良質で吸収の良いタンパク質の供給源です。タンパク質・脂質・炭水化物は三大栄養素ですが、その中で最も優先して摂るべき大切な栄養素だといえます。

タンパク質は筋肉や臓器、骨や歯、皮膚や髪、血管や血液、ホルモンなど、人体の15～20％を構成する重要な成分です。また、体内で燃焼させることでエネルギーを生み出すことができる成分でもあります。

この大切なタンパク質、英語ではプロテイン。Proteinとは、「第一人者」を意味するギリシャ語に由来します。まさに身体を支える主役にふさわしい言葉といえます。

肉にはタンパク質、脂質、ビタミン、ミネラルなど身体と心に必要な栄養素がすべて含まれています。特にタンパク質は、体内で合成できない、食事から必ず摂る必要のある9種類の必須アミノ酸が、バランスよく含まれているのが特長です。

タンパク質を構成する20種類のアミノ酸のうち、9種類は体内でつくり出すことができず、食事から摂取する必要があります。これを必須アミノ酸と呼び、体内で合成できるアミノ酸を非必須アミノ酸と呼びます。

先ほど肉は良質なタンパク質であると述べましたが、その「良質」は、20種類のアミノ酸がバランスよく含まれていることを指しています。バランスよく含まれているほど、身体の中に取り込まれたときに効率よく働きます。

米や小麦などの穀類にもタンパク質が含まれますが、これらはアミノ酸のバランスがよくないため、良質なタンパク質である、とはいえないのです。

動物性タンパク質と植物性タンパク質を比較してみますと、動物性タンパク質の多くは体内で合成できない9種類の必須アミノ酸を含んでいますが、植物性タンパク質のバランスはデコボコがあります。植物性は、タンパク質の合成に欠かせないメチオニンが少ないため、充分なタンパク質の働きを期待できないのです。

体内への吸収率が、動物性タンパク質が97％であるのに対し、植物性タンパク質は84％と差が生じるのも、このような理由からです。

肉を毎日どのくらいの量を摂ればいい？

では具体的に1日にどれくらいのタンパク質を摂ればよいのでしょうか。

厚生労働省からタンパク質の食事摂取における推定平均推奨量基準が示されていますが、成人（18〜70歳以上）で、男性は60g、女性は50gとなっています。ただし妊娠中の方などでは必要な摂取量が異なります。

体格差などもありますので、普通に生活をしている人であれば、体重×１gのタンパク質を摂るということを目安にしてください。ならば、体重50キロの人は50gの肉を食べたらよいかといえば、それでは足りません。お肉の量はタンパク質の量とイコールではありません。肉の重さとタンパク質の量は異なるからです。例えば牛肉１００gでは、タンパク質は20g程度です。

１日に男性で３００g前後、女性で２００g前後を食べれば、推奨量に近いタンパク質を摂取することができます。

これを1食あたりにすると、だいたい70～１００g程度の肉を食べる必要があります。これはあくまで平均値ですので、自分の体重や生活様式、病気の具合、妊娠しているか否かなど、それぞれの状態によって必要量は変わってきます。

主な食品に含まれるタンパク質のおよその量

・豚ヒレ肉（１００g）22・8g

・豚ロース（100g）19・3g
・牛モモ肉（脂身なし100g）19・5g
・鳥モモ肉（皮つき100g）17・3g
・鶏ささみ（100g）23・0g
・紅鮭（1切れ70g）15・8g
・まぐろ赤身（5切れ）15・8g
・卵（中1個）8・6g
・納豆（1パック）12・4g
・牛乳（コップ1杯）6・6g

女性はとくに肉重視！

最近では少しずつ変わってきたとは思いますが、肉をよく食べるのは男性で、女性は植物性のものが好み、というイメージはあると思います。そうでなくても、肉をもりもりたくさん食べるのは、やはり男性です。しかし、女性こそ、大いに肉を食べていただく「肉重視」を心がけてください。

なぜなら、日本人女性のタンパク質摂取量は、一見足りているようにみえて、まったく足りていないからです。特に、タンパク質を大豆製品などの植物性タンパク質で摂っている人が多いのも理由のひとつだと思います。

豆腐や納豆は大いに食べて欲しい食品です。しかし、それでタンパク質が摂れたと思い込んでしまってはいけないのです。植物性タンパク質はアミノ酸のバランスがあまり良くないので、身体の中で必要なアミノ酸が足りなくなりがちです。

一方、肉のタンパク質はアミノ酸バランスに優れていますし、体内での吸収率も高く、必要なところに効率的に使われます。

また、肉には脂肪燃焼を促進するカルニチンという成分や、細胞の代謝に不可欠な亜鉛、抗酸化効果のあるコエンザイムQ10などもたくさん含まれています。牛肉や豚肉などの赤身肉には、女性に不足しがちなヘム鉄が多く含まれていますので、肉を食べると貧血予防にもなるのです。

定期的に月経で血液を失う女性は、鉄欠乏性貧血になりやすいということは先にも述べましたが、**鉄欠乏性貧血の症状は、うつ症状とほとんど同じで、メンタルに多大な悪影響を及ぼします。もともと貧血気味の人は、吸収のいいヘム鉄を多く含む牛肉を摂るようにしましょう。**

女性が肉を敬遠してしまったのは、「ダイエットや健康ためには野菜をたくさん食べる」という古い常識のせいだと思います。また、ベジタブルファーストの健康法が知られるようになったことで、先に野菜でお腹いっぱいになり、1回の食事の中であまり肉を食べられなくなってしまった方もいると思います。

こうした常識を覆して、むしろ肉をもりもり、たくさん食べることで、筋肉量を維持し、基礎代謝を維持する。それがダイエットにもつながりますし、良質のタンパク質摂取を維持することで、メンタル面にも良い影響を与えます。

年を重ねるほど肉が必要な理由

肉を食べると体内でアルブミンというタンパク質が増えますが、「アルブミンが少ない人ほど早死で、寝たきりや認知症になるリスクが高い」というデータがあります。アルブミンは人間の若々しさを保つ成分なのです。

アルブミンは主にタンパク質をもとに肝臓で生成される成分で、筋肉や血管、免疫細胞などの機能を保持するために必要不可欠です。

このアルブミンの濃度（血清アルブミン値）が低くなると、筋肉の量が減り、血管が弱くなり、免疫機能が低下し、さまざまな病気を引き起こしてしまいます。

アルブミンは高齢になるほど生成能力が落ちてきてしまいます。**ですから、老化の速度を緩めて、寝たきりなどにならないように、健康寿命、幸福寿命を延ばすためには、高齢になればなるほど、若いころ以上に肉を食べるべきなのです。**

アルブミン量が多い人は健康寿命が長く、少ない人は短命であるというデータもあります。認知機能が落ち、脳卒中や心臓病などのリスクも高い傾向があります。

ご高齢の方が健康寿命を延ばして、元気にご活躍いただくための前向きごはんも、やはり「肉」なのです。

どんな肉を食べたらいいか

一般に肉といえば、牛肉、豚肉、鶏肉がありますが、どの肉のどの部位を食べていただいても大丈夫です。バラエティに富んだメニューを楽しんでいただくために、それぞれの肉の特徴をお伝えいたしましょう。

●牛肉

牛肉はアミノ酸バランスに優れた、良質のタンパク質が豊富に含まれています。栄養が豊富ゆえ、牛肉を食べると脳も身体も若返るといわれます。

牛肉に含まれている必須脂肪酸のひとつである「アラキドン酸」は、脳細胞の神経細胞に深く関わる成分であり、アラキドン酸の一部は至福物質とも呼ばれる「アナンダマイド」という物質に変化し、幸福感をもたらします。アラキドン酸は肉の中でも特に、牛肉の赤身やレバーに豊富に含まれています。

さらに注目すべきは、牛肉に豊富に含まれるビタミンB群です。「美容ビタミン」とも呼ばれるビタミンB2は肌のコンディションを整えるのに役立ちますし、脂肪の燃焼にも欠かせません。「造血ビタミン」と呼ばれるビタミンB12の造血作用により、顔色をよくしたり髪の毛のツヤを保ちます。

その他、鉄分や亜鉛などのミネラルも多く、ビタミンE、ビタミンKなどのビタミンも含まれています。ヒレ肉は脂質が少なく、鉄分、ビタミンB1、B2、B12を最も多く含みます。モモ肉も同じくビタミン豊富です。

肉の中でも格別においしい牛肉のタンパク質やビタミン・ミネラル類が、明るく元気な心と身体をつくってくれるでしょう。

●豚肉

沖縄では「鳴き声以外捨てるところがない」といわれる豚肉には、タンパク質と鉄はもちろんのこと、エネルギーの代謝を促すビタミンB1、皮膚や粘膜の生成を促すビタミンB2、筋肉や血液の生成を助けるビタミンB6などが多く含まれています。

ビタミンB1については、豚肉１００gを食べるだけで、日本人成人男子（20～29歳）の1日の必要量の85％を摂れることになります。豚肉のビタミンB1は加熱しても壊れにくく、体内での吸収率も優れています。

また、成長を促進するビタミンB2、抗酸化作用があり若さを保つビタミンEは、豚レバーの中に多く含まれます。その他、身体を構成し代謝を調節する働きがあるカリウム、リン、イオウ、鉄などのミネラルも豚肉に多く含まれています。

ヒレ肉は、ビタミンB1が豊富な豚肉の中でも、最も含有量の多い部位です。

豚レバーの鉄分含有量は、肉の中でもトップクラス。牛肉の約2～3倍含まれるナイアシン（ビタミンB3）という水溶性ビタミンは、血行の促進や拡張作用があるといわれ、冷え性の改善などにも役立ちます。モモ肉もヒレ肉に次いで、ビタミンB1を多く含む部位です。

豚などの赤身の肉には、脳機能を維持するセロトニンの原料となるトリプトファンや、脂肪燃焼に不可欠なカルニチン、LDLコレステロール（悪玉コレステロール）を減らす働きのあるオレイン酸、貧血予防や心の不調を改善するヘム鉄、体脂肪低減効果がある共役リノール酸などが含まれます。病気を予防し、健康をもたらしてくれる大いなる力が秘められているのです。

●鶏肉

鶏肉は口当たりがやわらかく、消化も良いですから、子どもや歯の悪いお年寄りも食べやすい肉です。ビタミンAやビタミンB群、ビタミンKなど、多種類のビタミンが豊富に含まれている点も見逃せません。ビタミンとアミノ酸を同時に摂取することで、ビタミンがアミノ酸の働きを助ける効果があるため、アミノ酸の効果もより期待できるでしょう。

鶏肉に含まれるアミノ酸には、肝臓の機能を高め、脂肪肝の予防になる必須アミノ酸のメチオニンが含まれています。メチオニンは老化を防いでくれる成分でもあります。

また、疲労感を軽減するために最も効果のある成分として話題になったのが、アミノ酸結合体の一種であるイミダペプチドです。これが含まれるのは鶏ムネ肉とささみの部分だけだということ。鶏ムネ肉50ｇにイミダペプチドは２００㎎も含まれています。

ムネ肉は皮を取り除けば高タンパク・低脂質です。ビタミンの中でも「ナイアシン」の量が多く、皮膚や粘膜の炎症を抑える作用から口内炎に効果があるとよくいわれます。また、ナイアシンには神経性胃炎を予防する働きもあるので、胃腸が弱っているときにも摂りたい部位です。

モモ肉には、鉄分、ビタミンB2、抗酸化作用に優れるセレンといったミネラルが豊富です。手羽先は血管を丈夫にし、皮膚のうるおいを保つコラーゲンやエラスチンを豊富に含みます。コラーゲンは加熱によって溶け出してしまうので、煮込んだときのスープを捨てずに飲むとよいでしょう。また、鶏レバーには鉄分が多く含まれています。貧血気味の女性は大いに召し上がってください。

●その他

ジンギスカン料理などに使われるラム肉にも鉄分や亜鉛は豊富です。ラム肉にはL-カルニチンという脂肪燃焼効果の高い成分も含まれています。

注意すべきなのは、肉類の脂身です。動物性の飽和脂肪酸は適度に摂る分には問題ないのですが、「脂身がおいしい」と脂肪分の多いところばかり食べてしまうのは考えものです。以前に比べるとコレステロールは心配ないといわれていますが、無防備に脂分を摂るのは控えましょう。

肉と一緒にコンニャクや海藻類も

たっぷり肉を食べてタンパク質を摂っていただくと同時に、第1章でも解説した腸内環境を良い状態にキープすることが肝心です。そのために、肉以外のどんな食材を摂ることが腸内環境に良いのか、お勧めをご紹介します。

まず、食物繊維を多く含む食材は便秘を予防し、腸内環境を良好に保ちます。食物繊維は野菜・海藻・キノコ類に含まれていますので、これらの食材をお肉と一緒に食べるとよいのですが、腸内の状態によっては注意が必要なのでご説明します。

いくら肉重視とはいえ、四六時中肉だけを食べなさいという意味ではありません。もちろんタンパク質は魚、豆腐、卵でも摂れますので、肉を重視しつつもバランスよく食べ、野菜や海藻類もしっかり食べてください。

タンパク質を積極的に摂ることは大事なのですが、タンパク質だけを過剰に摂ると、腸内細菌のバランスが悪玉菌優位になってしまう心配もあるのです。

腸内環境が悪くなる最大の要因が「便秘」です。

便秘を予防したり、解消したりするには、食物繊維を摂る必要があります。しかし、すでに便秘になった人が間違った食物繊維の摂り方をすると、その便秘が悪化してしまうこともあるのです。

食物繊維には「不溶性食物繊維」と「水溶性食物繊維」があります。不溶性は、食べ物のかすにあたる部分で、便の「かさ」を増やします。便秘の人は腸のぜん動運動の機能が低下していることが多いので、便の「かさ」が増えてしまうと、順調に押し出されなくなってしまいがちです。こうして大腸内に長く留まっている便は、硬くなってしまいます。

その状態の人が、「便秘を解消しよう」として、不溶性の食物繊維を摂り過ぎると、さらにひどい便秘を引き起こすおそれがあるのです。

一方、水溶性の方は、便をやわらかくする作用を持つ食物繊維です。水溶性であれば、便秘の人の硬くなった便をやわらかくして、腸のぜん動運動をスムーズにしてくれることで、便秘の解消につながります。

食物繊維を多く含む食材は、不溶性と水溶性の両方を併せ持っていることが多いのですが、不溶性食物繊維を多く含むのは、大麦や玄米、さつま芋、ゴボウ、ニンジン、ほうれん草、小松菜などがあります。

一方、水溶性食物繊維は、昆布、わかめ、ヒジキ、こんにゃく、果物、里芋などに含まれています。こんにゃくは昔から「お腹の砂おろし」と呼ばれています。腸内環境を整える食べ物であることを、経験的に知っていたのでしょうね。ぜひ積極的に食べてください。

どういう順番で食べる？ ミートファーストの勧め

さて、肉の話に戻りましょう。

この第一番目といっても過言ではないほど大切な栄養素であるタンパク質。食事の順番としても「まず肉から食べる」という「ミートファースト」の実践が大事です。肉を先に食べることで、速やかに一番大事な栄養素を消化吸収にまわすことができます。

これまでの健康指南では、「ベジタブルファースト」といわれていたかもしれません。まず野菜を食べてから、肉や魚などのメインディッシュを食べて、ごはんやパンなどの炭水化物、という順番です。この方法は「食べ順ダイエット」などとも呼ばれて、支持されてきました。しかし、いまでは時代遅れだといわざるを得ないでしょう。

確かに、急激に血糖値を上げないためには、ごはんやパンなどの急激に血糖値を上げる炭水化物ではなく、食物繊維を多く含んだ野菜を先に食べておくことは有効だと思えました。

しかし食が細い方の場合は、先に野菜を食べることで、すぐにお腹いっぱいになってしまい、必要量のタンパク質を食べられなくなる心配もあります。それゆえにミートファーストの実践をお勧めしているのです。

血糖値の急上昇を防ぎ、血糖値を安定させる

「肉（タンパク質）→野菜（食物繊維）→白米（炭水化物）」。これがミートファーストの基本的順番です。

メインの料理が魚や卵、豆腐などであったとしても、タンパク質を先に食べればOKです。その後に野菜を食べ、炭水化物は「カーボラスト」、つまり最後にいただきます。

「ただ肉を先に食べるだけで、変化があるの？」と疑問に思う方はいらっしゃるかもしれませんが、まずは3日試してみてください。それだけで体重が減ったり、心が前向きになったりする方もいるのです。

このように炭水化物も最後に食べれば、急激に血糖値を上げなくて済みますし、大量に食べなくて済むでしょう。小麦粉は全粒粉、お米は玄米の方がより良いですし、甘いものの食べ過ぎが禁物なのは一般のダイエットルールと変わりません。ただ甘いものを「禁止！」「制限！」とプレッシャーをかけるのではなく、「最後に食べてもいい」という余裕があれば、ミートファーストのおかげで食べ過ぎは防げますし、気軽につづけられるでしょう。

ミートファーストはダイエットにもなる！

私は『ミートファーストダイエット』という本も出版して、肉を先に食べることによるダイエット効果についてもまとめています。

まず、肉を先に食べることで、自然とよく噛んで食べることができます。食事の際にしっかり噛むことは、絶大なダイエット効果をもたらします。

食物を噛むとき、お口の中にはたくさんの唾液が分泌されます。唾液には、食物を飲み込みやすくするための効果や殺菌・抗菌効果、そして酵素によって消化を助ける役割があります。

唾液に含まれる消化酵素の代表が、アミラーゼです。アミラーゼは胃腸薬の成分としても用いられているほど、胃もたれや胸やけを防ぐ効果があります。また唾液に含まれるリパーゼという消化酵素も消化吸収を助けてくれます。

このように、先に肉をよく噛んで食べることで、消化を助け、タンパク質をしっかり吸収することができます。さらに、よく噛むという行為により、あごの筋肉とその周辺にある神経を刺激できます。すると、脳内にある満腹中枢が刺激されて、食事の満足感を得ることができるのです。カーボラストで炭水化物まで食べても、すでに満足感を得ていますので、食べ過ぎるリスクを減らすことができます。

また、よく噛むことで唾液の中にパロチンというホルモンが分泌されますが、これは成長ホルモンのひとつで、美肌を保ち、骨や歯の再活性化を促すなど、若返り効果も期待できるのです。

ダイエットには早食いは禁物、というセオリーはご存知だと思いますが、ミートファーストは、それを意識せずとも自然にできるところがポイントです。もちろん、噛む回数を意識して増やすことは大事ですので、ミートファーストを契機に、しっかり噛む習慣を身につけてください。

炭水化物は最後ならＯＫ

タンパク質をしっかり、肉から摂る。そのために肉を先に食べる。その後は、食卓にある魚介類や野菜などのおかずを食べていけばよい。

ですが、繰り返しますが一番後回しにしていただきたいのは、炭水化物。ミートファーストからはじまる食事は、カーボラストが理想なのです。

ダイエットに詳しい方は「炭水化物および糖質は控えた方がいいのでは」と、思われる方もいるかもしれません。

当然ながら、ストレス発散のためのお菓子のやけ食い、パンやおにぎりだけでご飯を済ませる、喉が乾いたといっては甘い清涼飲料水をがぶがぶ飲む、などということはNGです。しかし、私は内科医としての見地から、糖質制限はお勧めしていません。

炭水化物はエネルギー源であることはご存知だと思います。糖質制限をした場合は、エネルギーとなる栄養素を主に良質の脂質から摂ることになります。しかし、脂質の中にはトランス脂肪酸やサラダ油など、控えて欲しい脂質も多くあります。動物性脂肪も従来よりは良さが認められてはいますが、やはり摂り過ぎはNGです。

実際のところ、ご飯やパスタ、うどんなどをまったく摂らない食事を実践するのは難しいでしょう。

それに、お米には食物繊維やタンパク質など糖質以外の大切な栄養も含まれています。炊きたてのご飯が大好き、新米がうれしい、というのは日本人の素直な心情ではないでしょうか。秋になれば稲穂の実りに感謝する季節行事や神事があります。こうした文化を切り離してまで糖質制限をする必要はないと思います。

どうしても早く減量したくて糖質制限をする場合は、１～２週間ほど試してみて、その方が体調も良く、無理しなくてもつづけられるようであれば、一定期間は大丈夫でしょう。

一方、元気がなくなるような気がしたら、糖質を控えることに神経質にならないでください。糖質制限はそれがマッチする人と、そうでない人がいるのです。

お肉をしっかり食べて、タンパク質やビタミン・ミネラルも摂れる食事内容になっていれば、お米やパンだけを大量に食べたいという欲求に悩まされることもありません。

スイーツなども毎日食べるのは控えて、食後のデザートとしてカーボラストの順番で、時々楽しむ分には問題ないでしょう。

肉を食べると歯にも良い

肉を食べることは、栄養面以外にもメリットがあります。それは、先にも述べましたが「よく噛まなくては飲み込めない」という点です。意識しなくても、しっかり噛む習慣がつきます。

最近はやわらかい食べ物が増えて、しっかり噛む機会が減っていることが懸念されています。よく噛むと、満腹中枢を刺激して食べ過ぎを予防してくれます。また、よく噛むと唾液が分泌されます。口内が乾くドライマウスの治療の一環で、ガムを噛むことが推奨されますが、これも唾液の分泌を促すためです。噛むことがいかに大切かということがわかります。

唾液は「天然の傷薬」とか、「天然の胃腸薬」、あるいは「天然の若返り薬」ともいわれるように、さまざまな効能を持っているのです。

ですから、食事の最初によく噛んで唾液をしっかり分泌させることで、ダイエット効果、消化の促進が期待できます。

そして、女性にはうれしいアンチエイジング効果もあります。

唾液中に含まれている主な成分であるアミラーゼ（消化酵素）は、胃腸薬の成分としても使われています。リパーゼ（消化酵素）は、脂質の分解に関与しています。そして、唾液にはパロチンという成長ホルモンも含まれており、美肌効果および歯や骨の再石灰化を促進してくれるのです。

肉を食べて人生が変わった！

肉を食べて、とても元気になられた例をご紹介しましょう。

30代の女性が、身体がだるい、やる気が起きない、気分の落ち込みがつづくという不定愁訴で当院に来られました。これまでの食事や健康状態をお聞きしたところ、20代にダイエット目的でマクロビオテックをはじめ、その後は加熱したものを食べないローフードにはまるなど、菜食主義に偏っていました。玄米菜食は健康に良いと信じて、お肉はたまにしか食べなかったということです。

私はタンパク質の不足が不調の主たる原因ではないかと思い、肉や魚をしっかり食べるようにとアドバイスをしました。ご本人も思い当たるふしがあったようで、「これまでのこだわりを捨てたい」と、考えを切り替えられて、私が提唱する肉重視の食事を実践していただいたのです。

まず、お肉を意識的に摂りはじめて1週間も経たないうちに、目覚めが良くなったのを感じたそうです。憂うつさがなくなり、「今日は美術館に出かけようか」という前向きな気持ちが出てきたとのこと。肉はもちろん、卵料理や魚料理など、おいしいものを食べるのが楽しみになり、友人と約束してランチに行くようにもなりました。以前は食べるメニューが合わないため、食事会も積極的ではなかったそうなのです。

街に出てみると、以前よりおいしい肉のお店も増えているような感じがして、「みんなお肉を食べることの大切さに気づいていたんだな」と、あらためて思ったそうです。

肉を食べるようになったからといって太るということもなく、肌や髪のツヤが増してきたことを実感。２か月を過ぎたころには、以前の不定愁訴もすっかり影を潜めたということでした。いまでは友人にも肉重視の食事をお勧めしてくださっているとのことです。

元気なお年寄りは肉ありき！

従来の栄養指針は、「生活習慣病は食の欧米化が原因」ということで、肉を中心とした動物性タンパク質や動物性の脂肪は摂り過ぎないようにする指導が行われていました。健康本も「粗食や少食が健康の秘訣」というものが多かったのではないでしょうか。

しかし、実際に元気に過ごしている高齢者は、肉をたくさん召し上がっています。タンパク質、そして脂質もしっかり摂っています。私は高齢になればなおさら、肉を食べることをお勧めしています。

いま高齢者にとっての課題は「ロコモティブシンドローム（運動器症候群）」を予防することです。骨、関節、筋肉などの運動器の働きが衰えると、暮らしの中の自立度が低下し、介護が必要になったり、寝たきりになったりするリスクが高くなるからです。

運動器の障害のために要介護になる危険の高い状態が、ロコモティブシンドロームです。高齢者ほど筋肉量と筋力を維持するために、良質なタンパク質を摂ることが重要であるという論文もあります。

「もう年だから、肉は控えた方がいい」というのは、過去の常識であって、間違った考えです。

ある70代女性は、足腰が弱くなり、出かけるのがおっくうな毎日を過ごされていました。食事内容をお聞きすると、やはり肉をはじめとしたタンパク質が足りていません。「年を取ったら肉は控えた方がいいと思っていたし、他の食べ物で満腹になっていたので、肉を摂ることを意識していなかった」とのこと。

そこで肉を先に、しっかり食べるアドバイスをしたところ、食べられる肉の量が増えてくると同時に、気力が出てきたそうなのです。なんと、最近すっかりご無沙汰だった趣味のゲートボールも再開し、しっかり歩けるようになってきたとのこと。

表情も生き生きとして語ってくれました。

どうしても肉が足りないときは、卵で補給

卵の栄養はパーフェクトに近い、理想的な食品です。足りないものはビタミンCと食物繊維のみ。良質のタンパク質が豊富で、免疫力を高めるビタミンAや代謝に不可欠なビタミンB群もしっかり含まれています。

卵黄に含まれる脂質のレシチンは、細胞膜の主な成分で、私たちの体重の1％を占める物質です。レシチンの構成要素であるコリンは、脳内の神経伝達物質であるアセチルコリンの材料になります。記憶力や集中力、睡眠、脂質代謝などに関係し

ており、認知症や脂肪肝の予防にも役立ちます。

これだけの栄養が含まれている食品を利用しない手はありません。肉をたくさん食べられない方、その日は肉を食べられなかったというときでも、冷蔵庫に卵を常備して、積極的に食べましょう。

卵のタンパク質やビタミンを効率よく摂取するためには、生で食べるより、加熱する方がいいでしょう。

ただし、加熱し過ぎはNG。タンパク質が変性して、消化吸収も悪くなります。目玉焼きやオムレツは、焼き過ぎずフワッと仕上げると、おいしさも栄養の吸収もアップします。

私の肉の食べ方・お惣菜も大活躍！

毎日の食卓で肉を食べるとなると、「お金がかかる」「料理のメニューがワンパターンになる」というご不満もあるかもしれません。

確かに、毎日牛肉のステーキではお金がかかるかもしれませんが、豚肉や鶏肉のお値打ち品などを上手に使って、肉重視の生活をつづけることが大切です。

私のお勧め料理は、豚の生姜焼きです。生姜は胃の緊張を取り除き、胃粘膜を保護してくれます。豚のしゃぶしゃぶなども、だし汁のお鍋にサッとお肉を通すだけですから、手軽でいいですね。

もし、本当に気力が出なくて料理することもできないようであれば、スーパーやコンビニのお惣菜を活用しましょう。「手づくりの方が健康的だから」と、悩んだり罪悪感を持ったりする必要はありません。唐揚げ、とんかつ、サラダチキン、ローストビーフなど、おいしいお肉のお惣菜は、たくさんあります。

気力がないときは、無理に栄養バランスを気にせず、とにかくお肉のお惣菜を食べてください。そして、少しずつ元気が出てきたら、栄養バランスも考えた料理にトライするといいと思います。心が疲れているときは、無理は禁物です。食べないことも禁物です。とにかく最初はお惣菜を使って、楽をしてください。

朝食を摂れば、１日を前向きに

ところで、皆さんは朝食をきちんと摂っていますか。朝もしっかり食べていただくのは、やはり大切です。

国内外でのさまざまな研究でも、朝食を摂る人と摂らない人では、朝食を摂る人の方が栄養状態が良いという結果が出ています。食事の内容も大事ですが、まずは朝ごはんを食べるということが、1日の身体のリズムを整えることになるのです。朝食を摂ることで、昼食のドカ食いを防げます。

朝起きたら、できれば外で朝日を浴びて軽く手足を伸ばし、その後に朝ごはんを食べれば、目覚めのスイッチが入ります。

朝食でも肉料理が実践できる人は、ぜひお肉を食べましょう。肉をしっかり消化することを考えると、本来は朝、もしくは昼に肉料理を食べる方がベストではあります。

とはいえ、朝からステーキは厳しいという方も多いと思いますので、無理は申しません。消化の良いサラダチキン、添加物が少なめのハムやソーセージもいいでしょう。朝は卵を食べるチャンスでもあります。ゆで卵や目玉焼きを習慣にするといいですね。

忙しい人は、バナナ、牛乳、ヨーグルトでも構いません。和食が好きだという人は、白米に発酵食品である納豆、味噌汁というメニューもお勧めです。味噌汁を豚汁にして、タンパク質を増やす工夫もいいでしょう。

繰り返しになりますが、食事の順番としては、お肉を先に食べるミートファーストです。これを守れば心も身体も前向きになれるのです。

3章
まとめ

強いメンタルをつくるために、毎日動物性タンパク質をしっかり摂る。肉重視の食事を心がける

・ひとつの目安として、牛肉なら男性は1日300g、女性は1日200g摂る
・女性は鉄分が不足しがちになるので、牛肉や豚肉などの赤身肉を意識して摂る
・食事は「ミートファースト」を心がける。肉（タンパク質）↓野菜（食物繊維）↓白米（炭水化物）の順で食べる。カーボ（炭水化物）は最後に食べる。ミートファーストはダイエットにも効果的

第4章

毎日の行動ひとつで、抗うつ効果は倍増する

前向きごはんの２大ポイントは、
とにかく緑茶を飲むこと、肉を食べることでした。
シンプルなメソッドですから、
どうか実践していただきたいと思います。
さて、最後の第４章では、
食べ物のことに関するプラスアルファと、
食べ物以外の日々の行動のことで、
うつ症状を解消する習慣術をお伝えします。
食べ物は健康に大いに影響しますが、
やはり日ごろの運動や睡眠のことも
忘れてはいけないでしょう。
かといって、ハードな運動や難しい習慣術を
ご提案するわけではありませんのでご安心ください。
どなたでもとりかかりやすいもの、
私が自分でやってみて
効果を実感したものをご紹介します。

夜寝る前にキウイフルーツを習慣にする

しっかりした睡眠のための前向きごはんとして、面白い習慣をご紹介します。

それは、夜にキウイフルーツを食べることです。

キウイフルーツにはセロトニンを分泌させる成分が含まれているため、夕食のデザートとして、あるいは寝る1時間ほど前に食べることで安眠効果が期待できます。

セロトニンは、安眠に必要なメラトニンをつくり出すホルモンでもあります。

「夜に果物を食べるなんて、太ってしまうのでは?」と、気になる方もいるかもしれませんが、ご心配なさらないでください。

キウイは1個約50キロカロリーと、とても低カロリーです。また、ビタミンCや葉酸、消化酵素が豊富なキウイを夜に摂るだけで、腸の働きが活性化され、太りにくい体質になることができます。

つまり夜にキウイを食べておくと、夜中の腸の活動にも役立つのです。キウイの消化酵素の働きで、肉や魚などのタンパク質が効率的に消化さます。腸の働きが活性化することで全身の血行が促進されて代謝機能が上がり、ダイエットにもつながります。

ただし夜といっても、眠る直前は避けてください。夕食後から眠る1～2時間くらい前に食べておくといいでしょう。キウイの消化酵素を活性化させるために、コップ1杯の水も飲んでおくとベストです。

寝る前のスマホは、ほどほどに

いまやスマホは生活の必需品。電車の中でも待合室でも、みんなが画面に釘づけになっています。食べ物依存症の話をしましたので、スマホ依存症の問題にも言及すべきかもしれません。スマホ依存症とは、この一見便利な道具を使いこなすのではなく、道具に使われてしまっている状態のことです。

もちろん私も仕事で移動が多いため、出先でのメールチェックは欠かせません。そのため、スマホ依存症は他人事ではありません。ただ、本書では最も悪影響のある、寝る前のスマホだけはほどほどにしましょう、ということをお伝えしたいと思います。

スマホ、そしてパソコンやテレビもそうですが、これらの画面からはブルーライトという光が出ています。ブルーライトとは、自然界にある7色の光（虹の光ですね）、その中の「青い光」のことを指します。

　このブルーライトは、最もエネルギーが強い光でもあります。ですから、眼精疲労を招くと同時に覚醒効果があるのです。つまり、目が覚めてしまいます。

　ブルーライトが目に入ると、メラトニンという睡眠を促す物質の生成が抑えられてしまうのです。本来は、夜はリラックスできる副交感神経優位でいてほしいのですが、昼間のような交感神経優位な状態になってしまいます。そのため、夜にたくさんブルーライトを浴びると、眠れなくなってしまうということになります。こうした日々がつづくと、睡眠の乱れによるうつ症状に陥りやすくなります。

　ブルーライトの目覚めさせる効果は、日中はいい方向に働きます。ブルーライトがあるから空の色は青いのです。昼間の自然のブルーライトは、むしろ爽やかな目覚めを促してくれます。

　しかし、夜に人工的な環境で浴びるブルーライトは逆です。その対策として、パソコンやスマホのブルーライトをカットする眼鏡を使うのは、ある程度効果的だと思います。

ただし、最初にも触れましたが、スマホ依存も絡んでくると、単にブルーライトの問題だけでは済みません。寝る前にスマホをみつづけること自体が不眠を招いてしまい、さらにブルーライトの影響で眠れなくなるという悪循環に陥ってしまうのです。どうかスマホを握りしめたまま眠ってしまうような状況は、改善していただきたいと思います。

昼間は太陽から光をしっかり浴びて、夜はなるべく遠ざける。そのリズムをしっかりつくることが、心の健康にもつながります。

NEAT（ニート）を増やす暮らし方とは

うつ病やうつ症状に、適度な運動が良いという報告は、たくさんあります。その中の代表的なものとして、デューク大学医学部のブルメンサル教授の研究があります。

うつ病の患者を3つのグループ、「有酸素運動のみを行ったグループ」、「抗うつ薬を服用したのみのグループ」、「抗うつ薬と有酸素運動を併用したグループ」に分けます。そして、4か月後の治療成績を比較したら、有酸素運動のみを行ったグループの回復率が最も高かったという結果だったそうです。

さらに、6か月後の再発率は、有酸素運動のみを行ったグループが最も低かったという研究結果でした。

適度な運動がうつ症状の改善に効果的であることが示されたわけですが、じつは運動以外にもエネルギー消費に大きく貢献してくれるものがあります。

それが、「ＮＥＡＴ（ニート）」です。正式には、nonexercise activity thermogenesis の略で、「非運動性熱産生」、つまり「運動ではない日常生活活動による消費エネルギー」という意味です。

これは通勤や通学、階段昇降、掃除洗濯など、日常の生活場面のこまめな活動で消費するエネルギーのことを指しています。

人間が消費するエネルギーは、大きく分けて、基礎代謝が約60〜70％、ＮＥＡＴが25％、食事が10％、運動が５％となっています。最も割合の大きい基礎代謝の次に、ＮＥＡＴはエネルギー消費が高いのです。

つまり、がんばってジムに通って有酸素運動をする機会をつくらなくても、普段の生活の中でＮＥＡＴを高めることが、健康づくりに効果的である、とい

うことなのです。

例えば、通勤に自動車から電車に切り替え12～18か月後に体重が平均約３・４キロ減少したという報告があります。また、米国の研究では14年間の調査において、座っている時間が１日３時間未満の方では、１日６時間以上の方と比べて、女性で約27％、男性で約15％死亡率が低かったと報告しています。座りっぱなしの生活は健康に良くないということです。

日常生活の中でＮＥＡＴを増やす工夫の例を挙げますので、ぜひ取り入れてみてください。本当に些細なこともありますが、ささやかなことを大切にした積み重ねこそが、大事なのです。

ＮＥＡＴ（ニート）を増やす簡単な事例

・背中を伸ばして姿勢を良くする
・腕を「バンザイ」と上げる

・できるだけ大股で歩く
・通勤・通学ではバスや電車のひと駅分を歩く
・駅や歩道橋など積極的に階段を使う
・1~2階ならエレベーターは使わず階段を使う
・職場でPCを使用する場合は、時には立って仕事をしてみる
・朝の新聞取りなど、自分で何でもこまめに動く
・休日は家の掃除や車の掃除をする
・立ってテレビをみる
・ペットと散歩する

自分に合った働き方を

食事や運動のことをできるだけ気をつけていただいても、私が最も悩ましいのは、仕事のことでストレスを溜めて、体調が悪くなった方へのアドバイスです。

本来なら8時間労働というルールが守られてしかるべきだと思いますが、残業せざるを得ない環境であったり、大変な職場でも簡単に転職はできない、という方は多いものです。

政府も働き方改革を推進していますので、各企業がスタッフの健康を考えて勤務時間を守って欲しいと思いますが、制度が整うまでに自己防衛することも肝心です。

皆さんのお仕事は多種多様だと思いますので一概にはいえませんが、どんな仕事でも効率のよい働き方をするという意識は大切だと思います。

例えば、大きな案件、作業量の多い仕事を任せられたとき、これは大変だと焦るばかりで、なかなか仕事に集中できないということが起こります。

こうした場合は、仕事量を小さく分けて、簡単なことの積み重ねでこなしていく考え方が有効です。

ビジネススキルでもよく紹介される考え方ですが、これは心の健康にも関係があります。小さい仕事を一つひとつ終わらせていくことで、余計な焦りや不安をなくし、小さな達成感を積み重ねながら、いつの間にか大きな仕事も終えている、というわけです。

小さな仕事に分けて考えれば、すき間時間のような時間を使って前に進めることもできます。そして、少しずつ前に進んでいるという実感が心の安定をもたらすのです。

また、働く人が体調や心の調子を崩すきっかけに、異動や昇進があります。

「降格ならともかく、昇進で?」と不思議に思われるかもしれませんが、新しい任務が自分の力量を超えていたり、慣れた部署を離れて周囲の人のサポートを受けられないということが起こり得るのです。

徐々に慣れていくことができれば大丈夫ですが、うつ病を発症しては元も子もありません。無理は禁物です。「やはり前の部署の仕事が合っていた」とか、「自分には荷が重すぎる」と感じるのであれば、思い切って自分らしい環境に変わることも大切なのではないでしょうか。

もしも「なぜ周りと同じようにできないのか」と問い詰められるような環境ならば、やはり注意が必要でしょう。肉体を酷使するようなスポーツが向いている人もいれば、ヨガのようにゆっくりと身体を動かすことが得意な人もいます。仕事においても、人にはそれぞれのタイプがあるはずだからです。

自分に本当に向いている仕事をするために、出世や昇進にこだわらず環境を変えたことによって、心身の状態が良くなった方々も、多くいらっしゃいます。ただ、やはり個々のタイプや仕事内容、職場環境が一様ではないことを考えると、一概にはいえません。

医師の私がいえることは、ただひとつ。心身を守ること以上に大切な仕事はない、ということです。

自分に合った気分転換を

これまでの生活で調子を崩してしまった人には、これまでとは違う趣味や習慣を持ってもらうと、気分も変わって前向きになれるかもしれません。

大切なことは、人に合わせなくていい、自分に合うものでいい、ということです。人それぞれでいいのです。運動系が合う人は、新しくジムのコースを増やすというのもいいでしょう。ジムに行くほどの運動に興味が持てない人は、ヨガの無料体験に行ってみるのも手です。

あるいは、読書が気分転換になる人もいます。カフェで本を読む、図書館に通う、という習慣も良いかもしれません。読書のテーマは、普段のご自分のお仕事とは別の内容がメンタル的には良いでしょう。「勉強をしよう、情報を得よう」という読書ではなく、料理のエッセイやミステリー小説、はたまた壮大な宇宙論など、すぐに役に立たないものといっては何ですが、仕事でメリットを得ようと思わない方がいいのです。

また、気分転換といえば温泉だ、サウナだ、マッサージだという方も多いように思えますが、じつはそれが気分転換にならない方もいます。ご自分で気がつかないだけで、かえって疲れてしまう方もいるのではないでしょうか。

患者さんの中には、アルゼンチンタンゴの教室をみつけて、「はじめて自分に合う気分転換がみつかった！」とうれしそうな方もいました。ヨガ教室はつづかなかったという方なので、本当に何がフィットするのかわかりません。

気分転換や趣味は、あらためて人それぞれだと実感します。**他人に無理してつ**

き合わず、少し気が重く感じたら、はっきり断ってもいいのです。裏を返せば、少しでも自分が興味を持ったことは、まずは一人でトライしてみることです。

何をトライするにしても年齢、性別は関係ありません。周囲の目を気にせず、どうか自分らしいものをみつけてください。

工藤流・お勧めマインドフルネス①

皆さんマインドフルネスをご存知のことと思います。簡単にいうと心を健康にする瞑想のようなものです。Google などのＩＴ企業のスタッフが実践して、仕事の成果をあげているということで話題にもなりました。心が健康であれば、仕事も生き生きと楽しむことができるのです。

そもそも、人はなぜクヨクヨしてしまうのでしょう。

失敗をしたことを思い出しては、「なぜあのときあんなことをしてしまったのだろう」と悔やんだり、「この先、失敗してしまったらどうしよう」などと心配したりします。**過ぎてしまった過去を後悔したり、起きていない未来を心配したりすることは、心が「いま」「ここ」にない状態であるといえます。**

心が健康な人は、一度は落ち込んだり、気がかりなことがあっても、「考えても仕方がないか」と、現在に戻ってくることができます。しかし、うつ状態になると、落ち込みや不安を何度もなぞってしまって、なかなか現在に戻ってくることができません。その気持ちを「いま」「ここ」に戻すのが、マインドフルネスという瞑想です。

「マインドフルネスとか、瞑想とか、難しそう」「聞き飽きた」という方に、やり方が具体的でわかりやすい「レーズンエクササイズ」という方法をご紹介しましょう。
用意するのはレーズン1粒です。レーズンがないなら、小さくて、香りや味があり、表面に凹凸があるようなもの、例えば粒チョコ、小さめの梅干しなどでも大丈夫です。

レーズンエクササイズのやり方

1 レーズンを1粒用意する
2 親指と人さし指でレーズンを挟み、押したり、みる角度を変えたりして、弾力や表面の形、色、光の反射具合、凹凸などをよく観察
3 手のひらに置いて、転がすなどして動きや表面の様子などを観察
4 親指と人さし指で挟み、ゆっくりと鼻に近づけながら、匂いの性質や強さなどを観察。その後、ゆっくりと鼻から離しながら同じように観察
5 ゆっくりと口に含みます。噛まずに舌の上で転がす。表面の状態、風味など

を観察

6　ゆっくりと噛み、味や風味の広がりを感じ、噛みながらそれらの変化を観察

7　ゆっくりと飲み込みます。のどの奥から食道、胃へと移動していくことを感じてください

「レーズンエクササイズ」は、みた目や匂い、触感、味、風味、のど越しなどを通じて、五感を研ぎ澄ますエクササイズです。最初は五感に集中するのは難しいと感じるかもしれませんが、繰り返しつづけていくことで、集中できていくと思います。レーズンという目の前にあるものに集中してもらうことで、ぼんやりとした不安をクレンジングする効果があるのです。

工藤流・お勧めマインドフルネス②

もうひとつ、どなたにでもできるマインドフルネスの方法をご紹介します。オフィスでもできる方法です。

現代のオフィスはパソコンが完備され、高度にＩＴ化されています。そのため、こうした環境で働く人に共通して「オフィス病」が発生しやすくなります。オフィス病とは、「心と身体の過緊張状態」のことです。

オフィスでの緊張状態を家に持ち帰り、夜寝るときになっても、仕事や人間関係のことが頭から離れず、緊張が解けない……。

「身体は疲れているのに妙に頭がさえてしまい、なかなか寝つけない」「仕事や人間関係の夢をよくみるために、夜中や早朝に目覚めてしまう」「イライラや不安など感情が不安定で、緊張がとれない」「時間に追われる感じがつきまとう」という状況に、覚えがある方は多いと思います。

またＩＴ技術が発達したために、自宅にいても夜中になっても休日でさえも仕事が行えるため、ＯＮとＯＦＦのメリハリがなくなっています。「ほっとする場や時間」がどんどん少なくなりました。この過緊張状態は放っておくと危険です。連続すると本格的な不眠症やうつ病に移行してしまうからです。

オフィスで働いている人は、こうした緊張に慣れてしまって、時間に追われながらパソコンをにらんでいる時間が当たり前になり、身体のコリなどの慢性的な不調や心の緊張に気づきにくくなります。

そこでお勧めするのが、マインドフルネス瞑想のひとつ、「ボディスキャン」と呼ばれる瞑想法です。

ボディスキャン瞑想はその中でも特に身体と対話し、身体と心のつながりを回復させる効果があります。時間に追われた慌ただしい毎日を送っていると、身体からのメッセージを感じ取る能力が衰えてしまいますが、このボディスキャン瞑想を行うことで身体に現れている筋肉のこわばりや心の緊張に気づきやすくなります。ボディスキャン瞑想は座る姿勢が取れる場所ならどこでも可能です。ぜひオフィスの仕事の合間や、夜眠る前などに試してみてください。

ボディスキャン瞑想の実践法

1　昼であれば太陽の光、夜であれば懐中電灯で自分の身体の部位を照らすイメージで行いましょう

2　肩幅程度に足を広げてゆったりと立つか、背筋を伸ばして椅子に座ります

3　軽く目を閉じ、自然な呼吸を意識します

4　太陽の光が自分の頭のてっぺんから身体の中に入ってくる感じをイメージします。夜であれば身体の各部位を懐中電灯で照らしながらチェックしていく

ようなイメージを持ってもいいでしょう

5　まず自分の頭部からスキャンしましょう。光で頭の表面や頭の内部をくまなく照らしていくイメージです。すると、何か感じることがあるかもしれません。感覚をキャッチしたら、「あ、かゆみがある」とか、「あ、髪が揺れている」と気づいてください

6　過緊張や睡眠不足の人は、頭の中に重い不快な塊のような感覚があることもよくあります。そうした不快な感覚をキャッチしたら、呼吸に合わせて新鮮な空気を送り、不快な感覚をフーッと吐き出すイメージを何回か行ってみてください。多少でも不快感が和らいだら、次の身体のパーツにスキャンを移動させましょう。身体や頭の中に「不快な感覚」を発見したら、その感覚や塊に対して新鮮な空気を送り込み、吐き出しましょう

7　同じように光で照らしていくイメージをつづけながら、両目、鼻、口周り、ほほ、顎などそれぞれの部位の感覚を意識して感じ取ってみてください

8　知らず知らずに緊張していると、目の周り、ほほ周りの筋肉が固まっていたり、歯や顎に力を入れていることがあります。力が入っていたり、固さを感じたら、その箇所に呼吸とともに新鮮な空気を送りながら、意識的に力を緩めてあげてください

9　つづいて同じように光の流れとともに、首↓両肩↓胸↓背中↓腹↓お尻↓左右の太ももからふくらはぎ↓両足底といった感じで、次々とそれぞれの部位を意識しながら、スキャンしていってください。全身をスキャンする時間がないときは、「上半身だけ」「足だけ」などと、部位を決めて行っても構いません

いかがでしょうか。

マインドフルネス瞑想を「心の筋トレ」と呼ぶこともあります。つづけていくことで未来の不安や過去への後悔といった、心を乱す感情や思考にとらわれにくくな

り、いま、ここに対する集中力が増すという効果が期待できます。

このように最終章では、私が効果を感じたちょっとした習慣術をご紹介しましたが、繰り返し述べてきましたように、やはり「しなければならない」ではなく、ぜひ自分にフィットするものをみつけていただきたいと思います。

前向きごはんとしては、毎日緑茶を飲み、肉を食べることを述べてきました。その上で、ささやかな「心のエクササイズ」を少しずつ取り入れてみる。そうすれば、相乗効果で心は軽く、少しずつラクになっていくはずです。

たとえ、うまくいかなかった日があってもいいのです。そのことを悔いるのではなく、また明日から少しずつ実践すればいいのです。

医師である私自身も、忙しくて心が折れそうなことはよくあります。だからこそ緑茶と肉を意識して摂り、日々小さな習慣を大切にしています。あまり完璧を目指さず、小さな継続を大事にして、健やかな気持ちで患者さんと向き合っていきたいと思っています。

おわりに

私は医師として「病気を診るのではなく病人を診る」ということの大切さを日々感じながら、仕事をしています。

この患者さんは、辛くても積極的な治療が必要な方なのか、病気とつきあいながら徐々に改善していく方が望ましいのか、それは病状やご自身の希望にもよりますが、人生のどのステージをどのように生きていらっしゃるのか、ということにも左右されます。

そして、なぜこの病気になったのか、仕事や生活の状況を踏まえて、今後の予防的なアドバイスが肝心になります。そうしたトータルな意味で患者さんを診る必要があるのです。

読者の中には、いまのところ病院に行かなくてよくても、病気と診断される手前の「未病」という状態の方もいらっしゃるかもしれません。患者さんお一人おひとりの診察をしていて「できれば病気になる前に何かアドバイスができたらよかったのに」と思うことは多々あります。

私が心身ともに健康な人生を送るために実践していること、習慣にしていることをご参考までに、最後にもう少しだけご紹介したいと思います。

私はときどきテレビ出演させていただいていることから、都心に住んでいると思われることが多いのですが、住まいは工藤内科のある福岡です。福岡といっても、博多のある福岡市ではなく、そこから南に50キロほど離れた「みやま市」という小さな街です。東京で仕事をするときは、博多に出て福岡空港から羽田に飛び、羽田空港で数件の打合せ、あるいはスタジオ出演をこなして、そのまま福岡にとんぼ返りするときもあります。

福岡に住んでいるのは、地元を愛していることもありますが、自然が好きだからです。

ヒポクラテスの言葉に、「人間は自然から遠ざかるほど病気に近づく」というものがあります。人の心を癒してくれて、病気を遠ざけてくれるのは、やはり自然なのだと思います。ですから私は、「自然の多いところで暮らす」ということをベースに、人生設計し、羽田空港からとんぼ返りという一風変わった仕事の仕方をしているのです。

自然の中で暮らすと、季節の移り変わりを敏感に感じることができます。花や緑を愛でるだけでなく、その匂いを嗅ぎながら、触れながら、五感で自然を感じることができます。

人工的なものの中に囲まれていると、どうしても頭の中だけで考えることを優先してしまいがちです。何か心配ごとがあると、その考えが堂々巡りになるという思考回路に陥りがちになってしまうのです。少なくとも私はそうなってしまうタイプですので、あえて自然の多いところで暮らすことにしています。

そして私は、服は1年を通じて同じものを着ています。同じものを何着も持っていて、そればかり着ているのです。もちろん服装であれこれ悩みたくないという気持ちもありますが、これも自然を感じるためです。自分を一定の状態に置いて、その日その日の気温や風の変化を感じたいのです。これが「自律神経の鍛錬」となる気がしています。

また、雨が降ってもできるだけ傘はさしません。雨が地肌に触れると、忘れていた「野生的感覚」がよみがえってくるような気がするのです。そして雨に濡れるたびに、自由だった子どものころを思い出すのです。濡れたまま帰宅してタオルで拭いていると、小さいころ親から「風邪をひくよ」といわれながらバスタオルで拭いてもらった感覚を思い出します。これが私にとっての癒しの時間でもあります。

そして地方の暮らしには必要不可欠といわれる車にも、ほとんど乗りません。自分の足で歩く方が、道路脇の草花の匂い、小さな鳥たちのさえずりに触れることができるのです。この街で人の流れに身をゆだねて、なんとなく歩いていると、自分の意思で動くだけではみつからない、いろいろな発見があります。

これらの習慣は、ちょっと風変わりに映るかもしれませんが、私は自分にとって心地よいことを大切にしているのです。そんな小さな習慣こそが、心身を健やかにしてくれると思うのです。

もしかしたら、過度に快適な生活一辺倒では心も身体も弱ってしまうことを、身体が教えてくれているのかもしれません。自然を感じることもなく、利便性一辺倒の毎日では、先のマインドフルネスのように、自分が「いま」「ここ」に存在していることを実感できなくなってしまうようにも思います。

そんなことを考えると、心の健康はお金で買えるものではないと気づかされます。

多くのお金を使って、誰もが高級リゾートでリラックスする必要はないのです。心を健やかに保つことは、ちょっとした日々の積み重ねなのだとわかります。本書で述べましたように、毎日おいしい緑茶をたくさん飲み、お肉をしっかり食べる。そして、自分に合った習慣を身につける。お気に入りの公園に出かけるといった、ささやかなことでいいのです。それをどうか日々、自分らしくつづけてみてください。

前向きごはんと銘打った本書が、少しでも皆さまのお役に立つことができましたら、幸いです。最後までお読みくださり、ありがとうございました。

2019年7月　工藤孝文

著者略歴

工藤孝文

くどう・たかふみ

内科医。福岡大学医学部卒。

卒業後、アイルランドとオーストラリアへ留学。

帰国後は大学病院、地域の基幹病院を経て、

現在は福岡県みやま市の工藤内科にて、地域医療を行なっている。

東洋医学・漢方治療、糖尿病・ダイエット治療を専門とし、

「心身の不調は、まず食事から」をモットーに、

日本でいち早く栄養療法を取り入れ、

うつ・心身症・自律神経失調症の治療にも力を注いでいる。

NHK「ガッテン！」、NHK「あさイチ」、

日本テレビ「世界一受けたい授業」、TBS「名医のTHE太鼓判！」、

フジテレビ「ホンマでっか!?TV」などに

漢方治療評論家・肥満治療評論家として出演。

日本内科学会・日本東洋医学会、日本肥満学会・

日本糖尿病学会・日本高血圧学会・日本抗加齢医学会・

日本女性医学学会・小児慢性疾病指定医。

『疲れない大百科』（ワニブックス）、

『人生を変える！おからヨーグルトダイエット』（KADOKAWA）、

『リバウンドしない血糖値の下げ方』（笠倉出版社）など、著書多数。

うつに負けない
前向きごはん

腸からメンタルを改善する栄養メソッド

2019年8月13日
第1版第1刷発行

著者

工藤孝文

デザイン

杉山健太郎

イラスト

津久井直美

DTP

山口良二

発行人

宮下研一

発行所

株式会社方丈社

〒101-0051
東京都千代田区神田神保町1-32 星野ビル2F
Tel.03-3518-2272 / Fax.03-3518-2273
http://www.hojosha.co.jp/

印刷所

中央精版印刷株式会社

ISBN978-4-908925-50-4